高等医药院校护理学"十二五"规划教材

（供护理专业用）

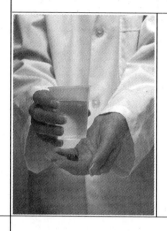

丛书主编　何国平　唐四元

# 护理人际沟通

主　编　王臣平　李　敏

副主编　周雯娟　李喜蓉

编　委　（以姓氏笔画为序）

王臣平　李　敏　李喜蓉　李　慧　张　曼

周雯娟　周　俊　彭美春

参编单位

中南大学　　　　　　　　　常德职业技术学院

山东济宁医学院　　　　　　长沙民政职业技术学院

湖南永州职业技术学院

U0332128

**图书在版编目(CIP)数据**

护理人际沟通/王臣平,李敏主编. —长沙:中南大学出版社,
2011.6

ISBN 978 - 7 - 5487 - 0230 - 6

Ⅰ.护... Ⅱ.①王...②李... Ⅲ.护理学:人际关系学
Ⅳ.R471 - 05

中国版本图书馆 CIP 数据核字(2011)第 049751 号

# 护理人际沟通

主编 王臣平 李 敏

| □责任编辑 | 彭亚非 | |
|---|---|---|
| □责任印制 | 易红卫 | |
| □出版发行 | 中南大学出版社 | |
| | 社址:长沙市麓山南路 | 邮编:410083 |
| | 发行科电话:0731-88876770 | 传真:0731-88710482 |
| □印 装 | 长沙印通印刷有限公司 | |

| □开 本 | 720×1000 B5 □印张 13.25 □字数 265 千字 |
|---|---|
| □版 次 | 2011 年 5 月第 1 版 □2017 年 1 月第 3 次印刷 |
| □书 号 | **ISBN 978 - 7 - 5487 - 0230 - 6** |
| □定 价 | **35.00 元** |

高等医药院校护理学"十二五"规划教材

（供护理专业用）

# NURSING

**丛书主编**　　何国平　　唐四元

**丛书编委**　　（以姓氏笔画为序）

丁郭平　　王卫红　　王臣平　　任小红

卢芳国　　刘晓云　　何国平　　吴晓莲

李　敏　　陈正英　　陈　燕　　周建华

罗森亮　　贾长宽　　唐四元　　蒋小剑

黄红玉　　谭凤林

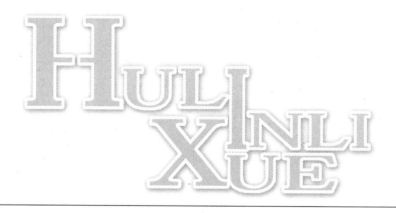

# 总 序 ......

　　当今世界，医学科技迅猛发展，医疗对医护人员的要求越来越高，人们的健康需求越来越大，对健康越来越重视，护理工作在医院、社区、家庭的疾病防治、康复等方面起着越来越重要的作用。护士已成为国内的热门职业之一。加入 WTO 后，随着国内人才市场面向国际的开放，我国护理人才已成为目前世界各国急需的应用型、技能型、紧缺型的专业人才。护理对人才的要求除了基本技能与操作之外，还要求有不断更新知识的能力，使护士的知识从护理专业拓宽到更多学科。

　　护理职业的创始人南丁格尔曾说："护理是一门艺术。"如何培养一批像南丁格尔似的护理人才，是护理教育工作者的一项重要的任务。2011 年 3 月，根据国务院学位委员会公布的新修订学科目录，护理学获准成为一级学科，新的学科代码为 1011。国务院学位委员会对护理学一级学科的确认，既是对护理人员辛勤付出的肯定，也是对全国护理人员的极大鼓舞，是继国家卫生部将护理学科列入重点专科项目后，国家对发展护理学科的又一大支持。随着医学模式的转变，护理模式也发生了适应性转变，"十二五"时期如何适应新形式的发展，提高护理队伍人才素质以及实践水平，建设护理队伍和拓展护理领域，使我国护理工作水平得到整体提高，是护理教育工作者以及护理从业人员面对的重要挑战和机遇。

　　从教学的内涵讲，有了一支护理专业的师资队伍，就必须有一套较为完善的专业教材，以辅助教师教授护理学基本理论、基本方法、基本技能，同时也适应学科不断发展创新的要求。我们编写的系列丛书，从适应社会发展、护理职业发展和护理理念发展等层面出发，以巩固基础知识，强化前沿知识和技能为原则，选择了与现代护理发展方向紧密相关的学科，力求既适合护理人才的自主性学习，又适合教师引导性教授。

　　中南大学是湖南省护理专业本科自学考试主考学校，是护理专业本科网络教育招生规模最大的学校，护理学院是全国最早的护理专业博士学位授予点，社区护理学课程被评为国家精品课程，学院师资力量雄厚，教学资源丰富，其悠久的教学历史和先进的教学方法、设施，已为国内外医学事业培养出众多的优秀人才。为了适应社会发展的需求，培养出更多国内外急需的护理人才，由中南大学护理学院组织湖南省及外省有护理专业教学的多家院校中教学和实践经验丰富的教授和专家编写了一套有针对性的护理专业必修课和选修课教材，即针对授课对象的不同、针对学习方法的不同、针对人才使用的不同，对以往的教材内容进行了增加或减少。本系列教材包括：

| | |
|---|---|
| 《生理学》 | 《生物化学》 |
| 《病理学》 | 《免疫学与微生物学》 |
| 《人体解剖学》 | 《护理专业英语》 |
| 《护理人际沟通》 | 《康复护理》 |
| 《护理管理学》 | 《营养护理学》 |
| 《护理伦理学》 | 《护理学基础》 |
| 《急救护理学》 | 《内科护理学》 |
| 《外科护理学》 | 《妇产科护理》 |
| 《精神科护理学》 | 《传染病护理学》 |
| 《中医护理学(本科)》 | 《中医护理学(专科)》 |
| 《社区护理学》 | 《护理心理学》 |

　　这套教材涵盖了护理专业基础课、主干课及人文课程，目的是帮助护理专业的学生有条理、有效率地学习，有助于学生复习课程的重点内容和自我检查学习效果，有助于学生联系相关知识，融会贯通。本套教材是自学考试、网络教育的必备教材，也是全日制护理本科学生选修之用书。为检验学生学习的效果，在本套学习教材中编写了相关模拟试题及答案，使其更切合实际，达到学习目的。

　　由于时间仓促，加之水平有限，书中不当之处在所难免，恳请批评指正。

何国平

# 前　言

　　《护理人际沟通》是以"第四次全国教育工作会议"内容为指导思想,以培养护理人员人际沟通能力为宗旨。在编写的过程中严格遵循"教材继承性与创新性相结合的原则",运用人文科学理论,结合护理教学和临床护理工作实际,系统地阐述了护理人际学的基本理论和协调处理护理人际关系的技巧。注重护理岗位对专业人才人文素质的要求,使本教材在编写内容上体现了突出职业教育特色,突出护理专业特色。教材融理论、实践、案例于一体,通过大量的沟通案例和技能实训组织课程内容,突出《护理人际沟通》的课程特点,强调自主学习和实践活动。

　　本书共分九章,包括绪论、人际关系总论、人际沟通、护理工作中的沟通形式等内容。在教材中结合本专业特点,每章编写了典型案例和思考题供学生阅读学习和练习,使学生在实际演练中掌握人际沟通的基本理论知识和沟通技巧。

　　本教材采取分工编写、集体审定、主编把关的原则。在编写过程中,得到了各编者所在单位领导和同事的大力支持,同时也得到了中南大学护理学院领导及中南大学出版社相关领导、编辑的鼎力相助。在此,真诚地感谢所有在教材编写过程中给予帮助和支持的朋友。

　　尽管在编写的过程中我们付出了努力和汗水,但水平有限,难免存在不足之处,恳请各校师生给予批评指正。

王臣平

2011 年 5 月

# 目 录

# 第一章 绪 论

## 学习目标

1. 了解护理人际关系包括哪些方面？
2. 熟悉学习人际沟通有何意义？
3. 掌握护理人际关系的特点。

## 名言导入

"天时不如地利，地利不如人和。"

——孟子

## 一、概 述

现代意义的沟通学起源于 20 世纪上半叶的美国，随着社会的飞速发展和人类的进步、现代人的独立意识增强，追求世界和平，人际沟通的问题显得更加突出。据调查显示，"在当今的求职市场中，最具有价值的技能是沟通技巧"。美国大学对沟通的教育相当重视，99% 的院校开设了沟通课程，我国从 20 世纪 80 年代中期一些普通大学也开始开设了人际沟通选修课程。沟通是指信息的交流，人与人之间的信息交流就是人际沟通。它是沟通中非常重要的一种，能使我们在社会中发挥作用和维持我们生活中的相互关系。每个人都需要沟通，有效的沟通能给我们带来成功和快乐，有益于身体健康，生活中许多的矛盾和冲突都是缺乏人际间的相互沟通。不少研究表明，沟通技能无论对什么职业或行业都至关重要，21 世纪的合格人才更需要良好的沟通技能。目前越来越多的学校和专业开设了人际沟通课程。

医药卫生类学校开展沟通教育更有其必要性。因为他们工作的性质是服务于人，是为人的健康服务的，工作时离不开与人打交道，随着医学模式的转变，以及整体护理的实施，一方面强调对患者要从心理、生理、社会等方面全面关注，另一方面，医疗卫生护理工作是一个特殊的行业，有许多专业知识、专业名词、特殊检查、治疗，非专业人士不太了解，所以，现代卫生技术人员要懂得与人沟通，要能够与人沟通。护士是白衣天使的形象。除了应该有智慧的头脑，还应具有良好的人际关系与沟通能力，为他人送去健康和快乐。因此，为了适应医疗卫生工作的需要，开设了护理人际沟通。

人际沟通与其他社会学科既有联系又有区别。其联系为：都是以社会为背景，以人为中心展开研究，社会和人是联系各门社会学科的纽带。其区别为：它们研究社会和人的切入点不同，提示的规律不同。护理人际沟通是社会人际学的分支，是社会人际学的基本原理在护理领域中的具体运用。是探讨和研究护理人员在从事医疗护理、卫生保健工作中，同社会、医院、人群所发生的各种交往关系的学问。它的任务是研究护士与患者(家属)、护士与护士、护士与领导、护士与医师、护士与其他医院工作人员的人际交往的规律。从而协调他们之间正常、健康的人际关系。

## 二、护理工作需要人际沟通

无论你从事哪一个行业，都需要与他人沟通。在医疗护理工作中，整体护理活动的实践证明，护士需要用70%的时间与他人沟通，因为护士在各种健康服务机构中，处于众多关系当中的枢纽地位，对患者而言，与护士接触最多，相处时间最长，护士最熟悉患者的需要，是患者住院护理的主导者。对医师而言，需要护士共同协作、配合，完成对患者的诊治与护理。对护士之间而言，相互之间协作，有助于提高护理质量，保证患者早日康复。因此，护士的人际沟通十分重要，它关系到人的生命和健康。一名护士每天要与患者、患者家属、医师、护士、医技、后勤、上级领导等不同的群体不停地进行沟通，实践证明，人际关系融洽，相互间就能产生和谐协调的心理气氛，有利于人们的工作、学习和健康。因此，在护理工作中如能建立良好的和谐的人际关系，将有助于护理工作的顺利开展，有助于患者的身心健康，有助于护理质量的提高。

(一)护理人际关系的特点

1. 专业性

护理关系与一般的社交性人际关系不同，它有明确的专业目的。即建立护理人际关系的目的是为了解决专业问题，完成专业任务。如护士与患者、护士与家属、护士与其他医务工作者的关系都属于专业关系，都是为了人们的健康而互相联系、互相协作。

2. 时限性

护患关系表现出特定的时间限定。患者入院，护患关系建立，康复出院，关系终止。护士与其他护士、医师的专业关系持续的时间相对比较长，是由于专业任务持续不断的原因。但某一特定专业任务还是有其时限性的。

3. 多面性

护士在护理工作中是一个多方面的角色。护士是一个提供照顾者、护理管理者、健康教育者、患者权益的保护者、健康协调者、护理计划者、健康咨询者、护理改革创业者，护士在行使这些专业职能时需要与各种各样的人交往沟通，处理多方面的人际关系。因此，护理人员需要有良好的沟通能力。

4. 协作性

健康服务是由许多不同的专业人员和后勤保障人员组成的服务群体相互协作、相互配合共同完成的。护士在这个群体中占主导地位，在工作中需要与患者、家属、医师、护士群体的配合、支持才能完成护理计划的实施，保证护理质量，因此，护理工作需要人际沟通，需要协调和处理各种类型的人际关系。

5. 复杂性

护士的服务对象是人，有着不同的社会文化背景和生活经历，有着不同的生理、精神、心理、文化需求，并且患者流动快，增加了护理人际关系的复杂性。所以，护士在与其交往过程中要了解患者的文化背景、生活经历等，才能处理好复杂的护理人际关系，建立良好的护理人际关系。

6. 公众性

护士的工作是代表国家的医疗机构，是为公众服务的，与服务对象体现的是公共关系，代表的是医疗机构的形象，因此，护理人际关系的处理，必须遵守公共关系处理的基本原则，维护服务对象的基本权益，维护医疗机构的形象及社会的整体效益。

（二）护理工作的特点需要人际沟通

1. 协调工作关系

护理人员在平时的工作中，不断的同社会、医院内的各个人员存在关系，为护理工作的正常开展进行沟通，协调关系。如：与患者沟通，护士与患者及家属接触最频繁，护患间的沟通对于了解患者身心状况、向患者提供正确医疗知识、减轻患者的身心痛苦、帮助医生进一步了解患者及家庭情况，提高疗效是非常重要的。因此，护士掌握好沟通的技巧及认识到沟通的重要性，对于患者及家属配合治疗起着至关重要的作用。

2. 协调同事关系

在医务人员的交往中，医护关系应该是"并列—互补型"的，是相互协作，相互补充的，两者互相配合，医师完成自己职责范围内的事情外，也要指导和协助护士完成特殊的治疗和护理工作。护士完成护理工作外，还要密切观察病情，积极配合医师做好治疗和心理护理，共同为患者服务。这充分证明医护之间的沟通是相当重要的。另外，护士与护士之间，护士与医技、后勤人员之间，也应相互尊重、相互理解、互帮互助、团结协作，把患者的利益放在首位，以良好的语言和非语言沟通技巧，达到最佳沟通效果。医学模式的转变，不仅要求护士具有扎实的理论基础和熟练的专业技能，还需要有良好的人际沟通能力。

（三）人际沟通是护士的职业技能

俗话说："良言一句三冬暖，恶语伤人六月寒。"这是人们对语言的心理刺激作用的经验总结。语言能"医"病，也能"致"病。人际沟通是心理学常用的一种治疗手段，是一种技巧，目的是帮助患者面对与适应不能改变的环境和状态，克服心理上的障碍，以及学习如何与他人有益相处。良好的沟通可起到治疗的作用，是一种润滑剂。有效的沟通可以培育护士与患者之间的相互融洽，相互信任，彼此配合的关系。使患者处于良好的心理状态来接受治疗和护理。

护理工作是整个医疗过程中重要的组成部分，每天与患者接触最多的就是护士。因此加强护患沟通是建设和谐医患关系的基础。随着人们认知水平的提高，护理工作已不再是几十年前简单的"打针、发药"，随着医学模式的转变，护理已经由疾病护理转向心理整体护理，护理的着眼点是人，而不是病。当前医患关系紧张，除了其他客观因素外，医患缺乏有效沟通也是主要原因。因此，护理人员需要学习人际沟通。人际沟通在护理工作中主要体现在：

（1）在评估、实施、评价、健康教育中表现出沟通的技能。

（2）为患者提供咨询、与疾病相关的健康知识等。

（3）将护理措施正确无误地提供给患者。

（4）对特殊需求患者运用不同的沟通方式。

（5）能在护患关系中运用治疗性沟通。

（6）能与不同的人群运用多种沟通技巧。

（7）与其他专业人员建立和保持和谐的工作关系。

## 三、学习护理人际沟通的意义

学习护理人际沟通课程的目的是为了护士更好地协调人与人之间在社会活动中的能力和行动方向，克服个人局限性，提高工作效率，提高护理质量。人际沟通是人际交往的起点，是建立人际关系的基础。社会学家认为，日常交往中的人际沟通是沟通中的最重要的内容，在沟通中只有9%是以书面形式进行的。因此，学习人际沟通课程，培养沟通能力，对于每个护士、医院乃至社会，都有着重要的现实意义。

（一）有助于增进护患关系，提高护理质量

护患关系是护理工作中的重要部分。良好的护患关系，可以帮助护士及时收集患者资料，制订切实可行的护理计划和健康教育内容；及时向患者传递信息，取得患者的信任与支持；可以在与患者的相互理解中妥善解决各种矛盾，并在护患之间建立良好的工作环境。

（二）有助于护患双方的身心健康，提高护理工作效率

护士与患者在情感、思想、认识等方面相互交流，性格上相互影响，行为上相互作用的过程，有利于护患双方的身心健康。英国著名文学家、哲学家培根有句名言："如果你把快乐告诉朋友，你将获得两个快乐；如果你把忧愁向朋友倾吐，你将被分担一半忧愁"。

（三）有助于创造良好的工作氛围

良好的护患关系，能够营造协调和谐的氛围，与患者之间建立相互理解、相互信任、相互支持、相互关心的良好氛围，从而产生良好的心理气氛。在这种良好的心理气氛中，医护人员能得到心理满足，能增强护士工作的主动性，并将这种满足应用到对患者治疗、护理等方面，使患者得到更大的满足，减少不必要的护患纠纷。从而解除由病痛带来的焦虑、恐惧、紧张等消极心理情绪，增加战胜疾病的信心。

（四）有助于陶冶护理人员的情操和性格

人际交往的过程，是人与人之间在认识上的相互沟通、情感上的相互交流、性格上的相互影响、行为上的相互作用的过程。都会对另一方产生一定的影响。护士良好的人际交往可使其个性得到良好的发展，思维方式得到改进，知识得到更新。

（五）有助于新型医学模式的形成

随着社会的发展和医学科学的进步，人们逐步认识到影响人类健康的因素，除了疾病因素外，还与人们的心理因素和社会因素有关。于是出现了新的医学模式——生物—心理—社会医学模式。它要求护患之间保持主动、有效的沟通，护士通过沟通了解患者的各种需求，熟悉、掌握患者的心理需求，及时进行有效的沟通和疏导，以达到促进患者康复的目的。

（六）有助于减少法律纠纷

曾有报道称医疗纠纷80%是由于医患、护患沟通不良造成的，只有20%的纠纷是由医疗护理技术造成的。因此，建立良好的护理人际关系，尊重患者的合法权益，有助于减少医疗纠纷。

☞ 【案例分析】

　　有一位32岁的胆囊结石女性患者需做手术，术前的夜里因紧张失眠，在楼道中徘徊着。于是，护士小张把她请进病房，从三方面与她沟通。首先，小张告诉她手术肯定是存在风险的，但是我们的医生

一定会把风险降到最低，让她放心。接着又给她讲了许多与手术相关的知识；其次，小张得知她是一位母亲，她肯定担心万一手术不顺利，她担心她的孩子；最后，小张告诉她，从经济上我们是医保定点医院，肯定会用最合理最有效的药物治疗她的病。这时小张看到她的嘴角往上翘，对小张说："有你们我就放心了。"沟通后她心中充满了对手术的期望，更多的是对未来生活的期望。第二天早上，患者从容地进入手术室，经过医生们高超的技术，成功切除胆囊，不久患者痊愈出院了。

　　问题：1. 护士小张与患者的沟通有何作用和意义？
　　　　　2. 用此案例说明护士工作需要人际沟通。

### 思考与练习

1. 每个同学走上讲台，向全班同学做自我介绍。
2. 举例说明自己在与人沟通时，是否发生过误解，准备怎样澄清。
3. 写一份准备提高自己沟通能力的计划。

（王臣平）

# 第二章  人际关系总论

## 学习目标

1. 了解人际交往各阶段的特征表现及人际交往的心理障碍；
2. 熟悉人际吸引的条件，建立良好人际关系的策略；
3. 掌握人际关系、人际学、护理人际学的定义及人际关系的交往原则。

## 名言导入

礼之用，和为贵。

——《论语·学而》

# 第一节  人际关系与护理人际学

我们每个人都处在现实社会错综复杂的人际关系网络之中，人的社会属性决定了一个人不能没有人际关系，人们每天都在进行着人际交往，由此而产生了各种各样的关系问题。人类社会发展到今天，人际关系时刻影响着人们的生活、学习和工作，建立良好的人际关系是我们构建支持系统的先决条件。任何人际关系都必须通过沟通才能建立，人际交往中所产生的各种各样的关系问题，也必须通过沟通才能解决。护理人员作为健康服务的重要成员之一，必须与患者、患者家属以及其他健康服务人员建立良好的人际关系，才能有效地开展健康服务。因此，护理人员有必要学习护理人际学。

## 一、护理人际学的研究对象

（一）护理人际学的概念

1. 人际关系及人际学

"人际"是表示两个人以上的数量概念，可以是人与人之间，也可以是人与组织之间，也表示组织与组织之间；"关系"是事物的相互联系，这个联系包括事物与事物之间和事物内部各要素之间的相互影响与作用。人际的属性包括两个方面：一是自然属性；二是社会属性。

## ●护理人际沟通

（1）人际关系是指人与人通过交往而产生的心理上的距离和心理上的关系。包括社会上所有的人与人之间通过相互交往、联系而形成的各种关系。人际关系反映了个人或群体在寻求满足社会心理需要、事业需要和生活需要的心理状态，人际关系的产生、变化和发展决定了双方心理需要的满足程度。若通过交往，双方都获得了心理上的满足，就会产生保持和巩固相互交往的愿望和行为。人际关系是和人类同时产生的，具有久远的历史。它是人类社会中最常见、最普遍的一种关系。人际关系还具有以下特点：

①社会性。因为人是社会的产物，每个人都不能离开社会而单独存在，社会性是人的本质属性，是人际关系的基本特点。

②复杂性。多方面的因素使人际关系具有复杂性，另一方面，人际关系还具有高度个性化和以心理活动为基础的特点。

③目的性。在市场经济的推动下，人际关系的建立和发展中，具有很强的目的性。

④多变性。人际关系随着环境、年龄、条件的变化而不断的发生变化。

⑤多重性。每个人在社会生活、交往中扮演多重角色，如在家庭是妻子或母亲，在单位是领导或朋友等，所以人际关系具有多因素多角色的特点。

（2）人际学是研究人与人之间社会关系的一般规律的科学。主要研究：

①人际关系的历史发展过程，提示人际关系发展变化的趋势。

②人际关系的交往方式，构建一个在一定的社会背景下，按照一定方式、一定结构而形成的人际关系网，发挥人际关系的功能，实现人际交往的目的。

③影响人际关系建立和发展的因素，创造有利于形成和发展良好人际关系的条件。

人际学与其他社会学科既有联系又有区别。其联系为：都是以一定的社会为背景，以人为中心展开研究，社会和人是联系各门社会学科的纽带。其区别为：它们研究社会和人的主要内容以及切入点不同，提示的规律不同。

2. 护理人际学

护理人际学是探讨和研究护理人员在从事医疗护理、卫生保健工作中，同社会、医院、人群所发生的各种交往关系的科学。护理人际学的任务是研究护士与患者(包含患者家属)、护士与医生、护士与医院领导、护士与护士、护士与医院其他人员等各种人际交往的规律。它属于社会人际学的分支，是社会人际学的基本原理和规范在护理领域中的具体运用。

（二）护理人际学的研究对象

护理人际学是将由护理工作而产生的人际关系为研究对象的，它主要研究护士与医生、其他护理人员、患者和患者家属及其他群体在护理实践中所发生的人际交往关系。实际上，研究护士工作相关的关系学是属于人文科学的范畴。

护理工作主要是与患者及相关人群交往并为其进行健康服务，交往双方均希望建立一种和谐的人际关系。我们所研究的关系学，是一种科学的人际关系学。它以正常的、普遍存在的人与人之间的各种关系为研究对象，特别是以护士这个特殊的社会群体为中心，围绕护理工作实际情况，展开护士与患者、护士与患者家属、护士与医院、护士与上级、护士与护士、护士与实习护士、护理员等各种人际关系，研究他们相处的规范、原则、方法与技巧、心理，以及这些交往活动的规律，从而协调他们之间正常、健康的人际关系，确保人们的身心健康。

## 二、护理人际关系的基本原则

护士的人际交往，应着重注意以下基本原则：

（一）尊重他人

尊重他人是每个人际交往中必须遵循的行为准则之一。护士在与服务对象进行人际交往时，必须尊重对方的人格，不论他的职务高低、年龄大小、病情轻重、容貌美丑、关系亲疏、经济贫富等，都应一视同仁，平等待人。切忌以貌取人，以贫贱分高低，对某些患者关怀备至，对某些患者冷若冰霜。

（二）要有同情心

对服务对象同情体贴，热情负责，体现护士全心全意为人民服务的精神。在社会主义社会里，人与人之间在政治上是平等的关系，这种关系表现在医疗护理工作中。护理人员为了患者的健康，必须对患者有深切的同情心，这种同情与怜悯、仁慈是不同的，它不是个人的恩赐，而是护士应尽的义务和职责。

（三）保持诚实谦让

保持文明礼貌待人，给人以美的享受。诚实谦让的交往，能增进人们相互之间的信任与团结友爱。护理人员在荣誉面前应采取谦让态度，不嫉贤妒能；对他人的批评能虚心诚恳，宽宏大度，善于与同事合作；在患者面前，不因个人心情不快而迁怒，要善于控制自己的情绪，既不忧形于色，也不欣喜无度。对同事，对患者始终诚实谦让，礼貌热情，举止端庄，语言文明。

（四）树立全心全意为人民服务的崇高思想

全心全意为人民服务，就是忠于职守，做好本职工作。在医疗护理实践中，一切以患者的利益出发，是护理工作的基本原则。在个人利益与患者利益发生冲突时，应以患者利益为重，必要时牺牲个人利益。应树立辛苦我一人、幸福千万人的崇高风尚。

（五）为患者保守秘密

医护人员是患者的知己。护士必须恪守对患者的承诺，如隐私的保密等，才能得到患者的信赖，才能有利于护患之间的进一步交往。

（六）坚持实事求是原则

实事求是，是科学态度的体现。护理学是一门科学性、应用性很强的学科。护士的工作能否坚持实事求是，不仅关系到护理科学的发展，而且直接影响到患者的生命安危，影响着护患人际关系。因此，对护理工作中的每一项检查、操作，必须严肃认真，一丝不苟，在任何情况下，都不能弄虚作假；对护理工作中的失误和差错事故，不隐瞒，不推卸责任，做到如实报告，及时纠正，勇于从失误中总结经验教训，树立严谨的科学态度和审慎的工作作风。

# 第二节　人际交往的心理常识

## 一、人际交往的动机分析

在交际过程中，发生交际关系的主体都是个人。个人的交际行为，既是个人需要的驱使，又是群体意向的集中，它是个体和群体需要的综合体现。但由于个体以及代表群体的个人生理、社会和心理需要不同，就决定了交际动机的多样性和复杂性。

（一）赞许动机

社会心理学家认为，人总是通过与他人的交往，来增加对自己的认识。所谓赞许动机，是指交际的目的是能得到对方的鼓励和赞赏，从而获得心理上的满足。赞许动机实际上是一种取得成绩而得到他人或组织的尊重、承认和赞扬的需要。赞许动机对于人际交往行为的成效是有直接影响的。经常受表扬的人，赞许动机强，潜能发挥好，劲头足，工作成就会不断提高；经常受批评的人，也能从反面激起赞许动机，变消极为积极，迎头赶上，获得次之于受表扬者的效果。如果一个人不为他人所了解，被组织忽视，那么他就会产生自卑感，对集体及组织目标漠不关心，做一天和尚撞一天钟，工作效果又次之。我们在交际过程中，要态度诚恳，不失时机，恰当地使用赞语，强化人的交际动机，激励人的积极行为。

（二）亲和动机

在人类社会中，每一个人都注定要与他人建立一定的关系，而我们每个人本身，也都有一种亲近他人的欲望，即亲和动机。所谓亲和动机，是指"个体与他人结群、交往并希望有人陪伴的内在需要"。需要的多层次、多结构，给人际交往的心理动机的亲和性也带来复杂性。

亲和动机出自于人的本能。事实上我们已经知道，人类祖先古猿的自我保护能力是很差的，他们既没有巨大动物那种拔树毁屋的能力，也没有尖利的爪牙来充当自卫武器，奔跑的速度也远不及许多动物，因此，人类的祖先要保护自己，要保证自己的新一代出生后能够生存，维持自己的种族繁衍，就必须集群活动，依靠集体的力量来抵御敌害。经过长期的进化过程，人类的祖先终于形成了一种集群习性，并通过种族繁衍将这种习惯传给后代，因此人类天生就有与别人共处的需要，也只有与别人保持正常的、充分的人际交往，人才能真正具有安全感。

（三）成就动机

人是一种理性的动物。从一个人自我意识出现的那一天起，他就开始用一定的价值观来进行自我评判。这种评判是社会性的。即人只有将自身置于社会的背景之中，通过将自身与别人进行比较，才能确立自己的价值。如学生在考试结束后，往往不只关心自己的成绩，而且关心其他同学的成绩。只有将自己的成绩与同学的成绩作比较后，自己的成绩才有意义。

从某种程度上说，人际交往过程是个体借助于交往来认识或证实自己，从而表现自己的过程。只要有事业心，就会以充沛的精力对待工作，并希望成就一番事业。所谓成就动机，是指"个人专注自己认为重要的工作，并且愿意全力做好这一工作的心理倾向。"每个人都有显示自我、创造性完成工作任务的愿望。在同类性质的成员中，人人都希望自己成就最高，希望有机会显示自己的优越或展示自己的才华。

研究成就动机，对于人际交往的实践是有实际意义的。一个人或一个组织要实现自己的目标，就必然表现出强烈的欲望，具有极强的成就动机。有的人为了事业的成功，可以不顾个人利益，想方设法与人合作，特别乐意与有真才实学的人交际。在交际中，不怕困难，不怕失败，舍得花时间和精力，以顽强的竞争意识与对方周旋，不达目的不罢休。我们应当重视成就动机的作用，以此激励护士，同多种人交际，开阔视野，发展自己。

## 二、人际交往的心理效应

所谓交际效应主要是指交际双方的心理素质条件的适应性、相容性和对抗性，它包括积极的融合和消极的抗拒两个方面。因为要建立和发展交际关系，自然会受到主客观条件的制约，客观环境、自然环境、社会环境可以促进和阻碍交际活动；然而主观条件却是具有决定意义的。这是因为，客观环境可以根据其发展规律予以改造或创造，人的交际毕竟是双方或多方的交流，离不开彼此的认识、情感和行为。

社会心理学研究表明，交际的内容和效果都受到彼此知觉情境的影响和制约，知觉情境发生不同变化，社会知觉也会按照一定的社会心理规律发生不同的心理效应；反过来，这些不同的心理效应又直接影响和制约社会知觉的内容和效果。交际心理的复杂性，带来了各种各样的心理效应。

（一）首因效应

又称第一印象效应。是指交际双方第一次交往时各自对交际对象的知觉观察的归因判断，即初次见面时的最初印象。第一印象的形成导致在总体印象形成上，最初获得的信息产生较大的影响。例如患者对护士的印象在很大程度上也来自首因效应，如第一次打针不能一针见血，就认为这个护士技术水平差，以后即使一针见血，也认为是碰巧。这是因为，人们与从来没有接触过的人或事第一次打交道，总是会给予更多的注意，注意的投入完全而充分，所以印象也往往特别深刻、强烈、鲜明，而对于后继的信息，人们的注意会游移，从而使后继信息对人们的影响作用下降。

（二）社会刻板效应

社会刻板效应是指社会上的一部分成员形成对某类事物或人物的共同的、固有的、笼统的看法和印象。作为心理现象。"刻板"是它的根本特点。社会刻板现象不是个体现象，而是群体现象，它反映的是群体的共识。关于人的自然特征，我们所建立起来的比较系统的观念首先与人的性别、年龄、文化背景等联系在一起。一般说来，生活在同一社会群体或同一文化背景的人，总会表现出许多心理和行为方面的相似性，而职业、年龄、性别、党派等均类似的人，在思想、观念、态度和行为等方面也较为接近。这些相似的特点被概括地反映到人们的社会认知中，并被固定化，便产生了社会刻板效应。

人们的刻板印象一般是经过两条途径形成的：其一是直接与某些人或群体的接触，然后将一些特点加以固定化；其二是根据间接资料如他人介绍、传媒的描述等形成对某个群体的概括性印象，在现实生活中，大多数的刻板印象来自第二条途径。社会刻板效应来自于固定而笼统的看法，并把它作为评价同类个体的根据，所以局限性是很明显的，且一经形成，便具有高度的稳定性，往往使人们的认识僵化和停滞，这势必阻碍人们对新事物的接受。对待社会刻板效应的正确态度，应当是既承认它的合理性，又重视它的局限性，这样才能自觉地把社会刻板效应变成我们正确认识世界的手段和工具。

（三）晕轮效应

所谓"晕轮效应"，是指从对象的某种特征推及对象的总体特征，从而产生美化或丑化对象的印象。将它称之为"晕轮效应"是说它像月晕一样，会在真实的现象面前产生一个更大的假象：人们隔着云雾看月亮时，在月亮外面有时还能看到一个光环，这个光环是虚幻的，只是月亮的光通过云层中的冰晶时折射出的光现象，事实上并不存在这样一种物质的真实的光环。晕轮效应产生的也是一个幻化的总体印象，尽管产生这种幻化印象的感知可能是真实的，像对月亮的感知一样真实，但总体印象却与月亮外面的光环一样不真实。

晕轮效应也与首因效应一样普遍。社会心理学家分析晕轮效应时发现，人们按照自己的观念从一个人的一种品质的存在，推断出他还具有其他一些品质，是一种普遍的倾向。心理学家称人们这种从一种已知特征推知其他特征的普遍现象为概化晕轮效应。也就是说，不只外表吸引力的认定会影响人们的印象，其他品质，尤其是重要品质的认定也具有同样的效应。人们常有这样的心态，在交际过程中，假如有人在你面前说你知己的坏话，你或许会半信半疑，或许根本不信；但若说与你交际一般或关系不佳者的坏话，你多半会信以为真，甚至附和一番，这就是不同心理效应的折射。虽然晕轮效应使得人们形成的有关别人的印象与别人的本来面目有差距，但通过这一途径建立有关别人的印象，却是最迅速、最经济的途径。

（四）近因效应

在总体印象形成机制上，新近获得的信息比原来获得的信息影响更大的现象，称为近因效应或最近效应。近因效应远不如首因效应普遍和明显。它的产生，往往是由于在形成印象的过程中，不断有足够引人注意的新信息提供，或者是原来的印象已经随着时间的推移而淡忘。心理学家发现，当人们回忆旧信息有困难，对一个人的判断要依赖于目前的情境时，人们就倾向于以新信息为主要依据，从而发生近因效应。一般认为，当两种信息连续出现时，首因效应明显；当两种信息断续出现时，则近因效应较为突出。在与陌生人交往时，首因效应起较大作用；而与熟人交往，则近因效应有较大影响。另外，人的个性特点也影响近因效应的产生，如一个人心理上开放、灵活，则倾向于产生更多的近因效应；相反，如果一个人有保持高度一致稳定的倾向，缺乏足够的适应性和应变能力，那么他的自我一致、自我肯定的倾向会使他的首因效应占优势。

（五）经验效应

经验效应是指交际个体凭借以往的经验进行认识、判断、决策、行动的心理活动方式。

经验既是一种财富，也是一种包袱。经验越丰富，人越老练，为人处事、待人接物往往得心应手，但经验总有局限性，不顾时间、地点照搬套用，有时也会出洋相。特别是在现代社会中，科技发展日新月异，人们的思想观念在许多方面不断更新，靠老经验行事是不行的。经验效应在人际交往中最典型的表现是怀疑。因为以前有过上当受骗的教训，在遇到同类对象或事物的时候就会迟疑不决，生怕再次上当。

（六）移情效应

移情效应是指把对特定对象的情感迁移到与该对象相关的人或事物上来的现象。"爱屋及乌"就是移情效应的表现。移情效应首先表现为"人情效应"，即以人为情感对象而迁移到相关事物的效应。喜欢交际的人常说："朋友的朋友也是我的朋友"，这是把对朋友的情感迁移到相关的事；人们珍藏去世的亲朋好友的遗物，正是把对去世者的情感迁移到相关的物件上。不仅爱的情感会产生"移情效应"，恨的情感、嫉妒的情感、厌恶的情感等也会产生移情效应。移情效应是一种心理现象，所以不能从道德上来评价它的是与非。但是，移情效应有时也涉及道德领域。在中国，"投其所好"是被看作不太好的行为，但从心理学角度来看，它以移情效应的心理规律为基础，是不可能被道德舆论所消灭的。对什么是"投其所好"各人的理解不一样，但是自觉或不自觉地发生移情效应和利用移情效应却是一样的。

（七）仁慈效应

仁慈效应即宽大效应。是指人们在对他人的特性进行评价时，好的评价多于不好的评价。许多实验表明：无论对方是不是熟悉的人，在被试者对他们的评价中，总是肯定多于否定。有些社会心理学家解释说，每个人都希望得到他人的承认和接受，因而经常会设身处地的考虑他人的意愿，放宽对他人的尺度。有趣的是，这种情况只见于对人的评价而不见于对物的判断。

（八）投射效应

人们对他人形成印象时，有一种强烈的倾向，就是假定对方与自己有相同之处，通俗地说，就是"以己之心，度人之腹"，或"推己及人"。这种现象在心理学中被称为"投射效应"。投射效应有两种类型；一种是把个人没意识到的特性加到他人身上，比如富于攻击性的人，往往会认为别人也生性好斗，本性善良的人也总不会相信别人会加害于他，而疑心重的人则往往会认为别人也不怀好意，等等；另一种是个人意识到自己有某些不如意的特征，把这些特征强加到他人身上。

（九）预言自动实现效应

教育心理学家罗森塔尔（Rosenthal）于1968年做过一个著名实验，揭示了教师与学生的教学过程中，存在着特殊的"预言自动实现效应"。他利用学生进行智力检查的机会，随机选择出两组智力相同的学生，将其中一组的名单告诉这些学生的老师，智力测验的结果显示，他们在"学业上会有突飞猛进"，是

"未来的花朵"。8个月后,罗森塔尔再次对两组学生进行了测验,结果发现,那些被教师认为是"未来的花朵"的学生,智力提高明显优于对照组。老师的期待成了现实,预言自动实现。也就是人们所说的"皮格马利翁"效应。传说皮格马利翁是古塞浦路斯的一位国王,他擅长雕塑。一次,他用象牙雕出了一位栩栩如生的少女,以至于他自己爱上了这尊雕像。他热切真挚的爱感动了爱神阿芙罗狄蒂,爱神赋予了雕像以生命,皮格马利翁与雕像少女终成眷属。罗森塔尔的实验所揭示的现象与皮格马利翁神话中期望变成现实的机制相同,所以将预言自动实现效应称为"皮格马利翁"效应。

### 三、人际吸引的基本规律

人际吸引又称"人际魅力",是指在社会交往中个体或群体之间相互接纳和喜欢的现象,通常表现为心理距离的缩短。西方社会心理学把人际吸引力当作人际关系中的一个中心问题予以重视。根据心理学家的大量研究和人际交往实验的结果,可将人际吸引的主要规律概括如下。

(一)相似吸引

特征相类似有助于彼此之间在目标追求、处世态度、行为动机、个人爱好等方面保持一致,缩短心理距离。"同病相怜"、"物以类聚,人以群分"等成语或俗语,使我们看出,当人见到具有相同特征的对象时,由其激发的人际吸引非常强烈。各种情况的相似都能引起程度不同的人际吸引。不仅共同的社会特征能增加人们的相互吸引,如共同的价值观、信仰、态度、兴趣、爱好等,在一定条件下,不同程度地增加人际吸引,从而建立思想上、行为上的相互支持关系。

(二)接近吸引

一般说来,生活中经常接近的人比较容易相互吸引。现实生活中我们不难发现,同一学校的学生、同一部队的战友、同一部门的同事容易成为好朋友,这是由于空间距离接近,可能经常接触,具有彼此了解的机会,故吸引力增强,在交往中可以节约时间和精力;同时由于经常接触和相互了解,双方可预测对方在不同情况下的情绪反应、推测对方将采取的行为方式。在知己知彼的前提下,就能有效避免挫伤双方情感的行为方式,维护和发展朋友间的友谊。俗话说的"远亲不如近邻",说明了时空地理上接近引发的熟悉是友谊形成的重要因素。

(三)互补吸引

需要是社会交往的原动力。交往双方的需要与满足成为互补关系时,有助于彼此之间形成友好关系。互相补偿的范围包括:能力特长、人格特征、需要利益、思想观点、工作作风等方面。

（四）熟悉吸引

人们一般都具有喜欢熟悉事物的心理倾向。研究证明，不仅人们意识到的熟悉会增加人们对人或事物的喜爱，甚至我们没有故意注意的对象如重复出现，也可以使我们产生更为积极的体验。如对于经常到病房巡视的护士，尽管患者有时叫不出她们的姓名，但也倾向于越来越喜欢她们。

（五）外表吸引

人们进行人际交往时，首先是通过对其外貌的观察来决定对其的好恶。一般来说，美的外貌、风度能使人感到轻松愉快，构成一种美的享受，外貌对于人际吸引的影响是显而易见的。关于外貌与人际吸引关系的研究表明，爱美是人的天性，无论在哪一种文化背景中，美貌都是一种财富，都令人向往，而且美貌会产生晕轮效应。随着交往时间的延长，外貌美的吸引作用会越来越小，吸引力将会从外貌的美转入人们的内在美。一位仪表端庄、举止文雅的护士会给患者留下良好的印象，在工作中会得到患者更多的依赖和配合。

（六）互惠吸引

趋利避害是人的本性，已成为个体或团体潜意识或明确的社会行为动机。这种"利"包括生理、心理、社会等需要的满足。如果交往的双方，能够给对方带来利益，就能增加相互间的吸引。一般来说，如果人们估计得到利益的概率越大，吸引力就越大；收益与付出之比值越大。互惠吸引律启示我们，要增强自己的人际吸引力，必须在同他人来往时，尽力使自己的付出大于收益，使自己的言行给他人带来愉快和好处。

（七）对等吸引

对等吸引是指人们都喜欢那些同样喜欢自己的人。人们都愿意被他人肯定、接纳和认可。但是，对于不同的人来说，由他们的喜欢激发的回报并不完全相同。自尊心、自信心强的人，他人的喜欢与排斥对他的自我评价影响不大，即所谓"宠辱不惊"。自信心低的人，对他人的喜欢与厌恶反应强烈而敏感，所以，在交往中，以热情、信任、尊重的态度对待那些受过挫折、犯过错误的人，会引起他们比常人更强烈的感情共鸣与回报。

（八）能力和品质吸引

一般情况下，人们喜欢有能力、有才干、有水平或有专长的人，而讨厌愚蠢无知的人。这是因为人人都有一种寻求补偿、追求自我完善的欲望。与聪明能干的人交往，或许在某些问题上可以得到帮助。另外，聪明精干的人说话办事恰到好处，能让人不由然产生欣赏或者钦佩心理。如果一个人品德高尚，待人真诚、热情，就会使人产生钦佩、敬重感和亲切感，从而产生人际吸引力。

研究结果表明，吸引朋友的良好品质有信任、热情、支持、帮助、忠诚、幽默感、宽容等品质，其中忠诚是友谊的灵魂和核心。

# 第三节　构建和谐的人际关系

## 一、人际关系的建立与发展

任何人都要与周围环境的各种事物打交道，但是，在生活经历中，最耐人寻味的还是人际关系。愉快、开心、烦恼、怨恨、喜爱等这些心理体验与人际关系相关联。人需要与别人建立和发展一定的情感联系。人与人之间的情感联系也会随着人们共同的生活历程，按照自己独有的规律产生和发展。

（一）人际关系的发展

良好的人际关系的建立和发展，需要经过定向、情感探索、情感交流和稳定交往四个阶段。

1. 定向阶段

交往的定向阶段是确定交往对象的心理过程。包含着对交往对象的注意、抉择和初步沟通等多方面的活动。护士并不可能同任何一个人都建立良好的人际关系，对人际关系的对象有着高度的选择性。在通常情况下，只有那些具有某种会激起我们兴趣特征的人才会引起我们的特别注意，并通过初步接触判断其是否可以作为交往和建立人际关系的对象。由于这一阶段是双方交往的初始阶段，因此，在沟通的过程中，只会涉及自己最表面的方面。初步沟通的目的，也是对别人获得一个初步的了解，以便使自己知道是否可以与对方进一步交往，从而使彼此之间人际关系的发展获得一个明确的定向。

2. 情感探索阶段

情感探索阶段是在进一步的接触中双方寻找共同的心理领域，形成情感联系的过程。这一阶段的目的，是彼此探索双方在哪些方面可以建立真实的情感联系，而不是仅仅停留在一般的正式交往模式上。在这一阶段，随着双方共同情感领域的发现，双方的沟通也会越来越广泛，自我暴露的深度与广度也逐渐加大。但在这一阶段，人们的话题仍然避免触及隐秘性领域，自我暴露也不涉及自己根本的方面。尽管在这一阶段，人们在双方关系上已经开始有一定程度的情感卷入，但双方的交往都仍然注意自己表现的规范性。

3. 情感交流阶段

情感交流阶段是交往双方在建立信任感的基础上具有较深情感卷入的交往过程。在这一阶段，双方关系的性质开始出现实质性变化。由于彼此之间已建立信任感和安全感，因而在交往中自我暴露的深度和广度加大。在此阶段，双方的表现已经超过正式交往的范围，正式交往模式的压力已经趋于消失，当对方暴露自己隐秘性领域时，双方都能主动从对方利益着想，真诚而毫无保留地提出自己的看法，即相互提供真实的评价性反馈信息、提供建议、彼此进行真诚的赞赏和批评。如果关系在这一阶段破裂，将会给人带来相当大的心理压力。

4.稳定交往阶段

稳定交往阶段是情感交流进一步稳定的深化过程。在这一阶段，人们的心理相容性进一步增加，彼此之间建立了稳固的信任关系，允许对方进入自己高度隐秘的个人领域，分享自己的生活空间和幸福，并愿意分担对方的痛苦。

人们在社会交往中的情感发展是渐进的过程，在任何一个阶段都有可能出现停滞的现象。在实际生活中，很少有人达到稳定交往这一情感层次的友谊关系。许多人同别人的关系并没有在第三阶段的基础上进一步发展，而是仅仅在第三阶段的同一水平上简单重复。

（二）人际关系的破裂

每个人都希望有良好的人际关系，拥有美好的友情、纯真的爱情、亲密的亲情。但事实上，在每一个所交往过的人群中，多数都或早或迟地分道扬镳。我们必须首先了解这些与愿望背道而驰的情感历程，才能有机会在人际关系走向终结的开始阶段防微杜渐，使自己同别人的真挚情谊之树常青。

人际关系从融洽走向终结，通常要经过五个阶段：

1.分歧

人际关系的本质是情感的相互联系、相互渗透，它的基础是渗透双方必须拥有共同的情感。共同情感消失，彼此的关系就破裂。而分歧，正是情感消失的开始。

分歧，意味着人际关系双方不同点扩大，心理距离的加大和彼此的接纳性下降。随之而来的是双方在知觉和理解上都感到开始难以准确地判断对方。心理学家做过实验，发现人们在关系融洽时，可以很肯定地判断对方的状态、意图和目的，但当出现分歧，双方的感情融洽程度下降时，人们开始对对方的情感和动机状态不能把握。

2.收敛

当关系出现裂痕时，双方的总沟通量会下降，此时说话会高度注意、高度选择，并都力图减少彼此的紧张和分歧。在这一阶段，还没有明确表示彼此的关系不再有兴趣，情感上的拒绝水平也还较低，因此，双方有表面上仍试图维持良好的印象。但彼此的交往已出现困难，双方自发的沟通减少，实际上就会降低双方自然的情感融洽程度。一般说来，如果第一阶段出现的分歧没有得到顺利解决，导致双方较长时期都以收敛的方式交往，则关系会进一步恶化。

3. 冷漠

在这一阶段，交往双方开始放弃增进沟通的努力，人际关系变得冷淡。通常情况下，人们已不太愿意进行直接对话，此时的语言是缺乏热情的，目光是淡漠的。许多人在人际关系破裂过程中，都将关系维持在这一阶段上很长时间。原因有两方面，一是期望关系仍然朝着好的方向发展，因而不愿意一下子就明确终止关系；另一方面是考虑到自身的利益，有时人们在情感上和实际生活的许多方面，很难一下子适应突然失去某种关系的支持，如经济支持或相互服务等方面。这就会促使人们即使是勉强的，也需要在一定程度上维持某种关系。

4. 逃避

随着关系的进一步恶化，人际交往的双方会尽可能地相互回避，特别是避免只有两个人在一起的无所适从的窘境。关系恶化到这一阶段，人们往往感到很难判断对方的情感状态和预言对方的行为反应。因此，人们通常避免直接的询问或提出要求等。当婚姻关系或亲人关系到了这一状况时，都经过第三者来实现间接的沟通。因为在这种状态下，人们都有强烈的自我保护倾向，对许多本来正常的人际行为都会有过敏反应。

5. 终止

关系的终止可能是立即完成的，也可能拖延很久。在某些情况下，关系的终止有一个明显的标志，即在先前关系恶化的基础上发生一次直接的激烈的冲突，而在另一些情况下，关系的终止则是前几个阶段关系恶化的自然延续。随着彼此相互交往的隔断，或彼此关系利益的解脱，冷漠和逃避的关系会转变为关系的最后终结。还有一种特殊情况的关系终结，即人际关系的一方突然消失。

认清人际冲突或分歧的本质，并学会建设性地处理分歧或冲突，可以有效地减少人际关系的恶化和破裂的发生。

## 二、人际关系的交往原则

人际关系学家从最一般的方面总结出了帮助人们赢得朋友，保持真挚情谊，避免人际关系破裂的心理学原则。这些原则可以帮助人们更成功地建立并维持自己期望的人际关系。

（一）相容原则

在人际交往中保持相容原则，就能建立良好的人际关系。对人对事要胸襟宽广，在心理上能容纳别人是有自信心和坚定意志的表现。自信心越强的人，相容度越强。

（二）自我价值保护原则

所谓自我价值，指个人对自身价值的意识与评判。而自我价值保护，则是为了保持自我价值的确立，心理活动的各个方面都有一种防止自我价值遭到否定的自我支持倾向。

（三）信誉原则

在人际交往中，从古到今都把信誉看得非常重要。"一言既出，驷马难追""一诺千金，一言百条"都是说明一个"信"字。人与人交往中离不开信誉。做任何事都要讲信誉。讲信誉的人，言行一致，表里如一。信誉是一笔无形的财富。

（四）情境控制原则

情境的不明确，或不能达到对情绪的把握时，会引起机体的强烈焦虑。我们走夜路害怕，到陌生地方的不安，都是由于不能达到对情绪的控制所引起的。如新护士刚分到一个医院，由于对周围环境、工作和人员都缺乏了解，因而机体会在相当长一段时间内处于高度紧张状态。

心理学家研究发现，任何一种关系，无论社会位置意义上的观众多么紧密，只要关联的双方对情绪的控制是不均衡的，一方必然受到另一方的限制，那么这种关系必定不能深入，必定缺乏深刻的情感联系。即使是亲子关系、夫妻关系也不例外。当患者来到医院时，对情境的自我控制能力受限，甚至连自由都受到一定的限制，此时不得不保持一定水平的自我防卫。因此，当护士抱怨患者不容易合作、教师抱怨学生难以了解时，更有可能是因为没有摆脱"控制者"这一身份的束缚。在人际交往中，平等待人是建立良好人际关系的前提。只有这样，才能深交。在交往中，注意用对等、求同、交友和谈心等方式去寻求平等，建立良好的人际关系。

（五）交互原则

人们有一个共同的倾向，都希望别人能够承认自己的价值、支持自己、接纳自己。人际关系的基础，是人与人之间的相互重视、相互支持。社会学家强调，在人际交往中，必须首先遵循交互原则。对于同我们发生交往的人，我们应首先接纳他们，保持在人际关系上的主动地位。不然，我们就会在人际关系上困难重重，甚至为别人所拒绝。在这个意义上说"爱人者，人恒爱之；敬人者，人恒敬之"的名言是有其心理学依据的。

（六）互利原则

人际关系的交互原则所强调的，是人际交往行为倾向的相互对应。在日常生活中，人与人之间的交往更多的时候不只需要倾向的相互一致，而且还需要保持交换的对等与互利。按照人际交往的互利原则，我们同别人交往时，必须注意关系的维护。无论怎样亲密的关系，我们都不能一味地只利用不"投入"。否则，原来再亲密的关系也会转化为疏远的关系，使我们面临人际关系的困难。

### 三、人际交往的心理障碍及排除

在交际活动中不融洽的人际关系时有发生。交际心理障碍贯穿于人们交际过程的始终，是一种妨碍交际活动的异动力。交际心理障碍是指非病态的人在交际过程中阻碍彼此交际的心理因素。此概念的界定基于两个方面：一是指正常人，不包括那些病态者，诸如精神不正常者，不能正常表达自己思想者。二是心理因素，不是其他方面的因素。由于形成的原因不同，交际心理障碍表现出许多不同的现象。

（一）羞怯心理

羞怯心理是护士中较为常见的交际心理障碍。羞怯心理也是属于封闭型的。由于这种封闭心理表现为害羞和胆怯，一般也称之为胆怯心理。护士群体中年轻女性居多，在交际中羞怯的人较为普遍。羞怯心理的产生有两方面的因素：一是先天遗传的神经活动类型；二是后天的心理活动发展的结果。而主要的因素是后者。如果有过于自卑、神经敏感、害怕失败等心理存在，在长期反复的交际中就形成心理定式，加上自己不能有意识地锻炼自己改变这种状况，就会成为交际的心理障碍。

克服羞怯心理，常常需要一个过程，个人要有意识地主动去和他人交往；在群体活动中，学会恰当地表达自己的意愿和思想，和群体融洽相处；面对公众场合，要准备充分，注意言行恰如其分，给大家留下良好印象。

（二）孤僻心理

孤僻心理是一种封闭心理。表现出个人行为特征是不热心与人来往，乐于独处，即使进行交际，也是形式上的来往接触，沉默寡言，不愿倾谈，内心封闭自守，我行我素。很显然，这种封闭的心理，长此以往，会形成一种孤僻心理，不仅不会受到人们的欢迎，而且也极不适应于工作中的交际活动。

有孤僻心理的人，要学会去关注他人，还要有乐于助人的精神，不要担心自己吃亏而封闭自己，考虑问题要多从他人的角度出发，才能改善人际关系。

（三）猜疑心理

猜疑心理就是猜测怀疑，无根据地否定别人的正常活动。猜疑心理产生的客观原因是对环境、对他人的行为变化缺乏了解。客观事物是纷纭复杂的，变化之快难以预料，这就带来了主观上认识判断的困难。但不论什么情况，起决定作用的是主观因素，怀疑和猜测都发自主体。猜疑心理对交际活动的正常开展起着阻碍作用，不可能广泛而正常地置身于交际活动之中，是一种十分有害的心理现象。

要排除猜疑心理，首先要学会信任他人，对身边的长辈和同仁要信任，信任是相互的，信任他人换来的是他人对你的信任，当然对不熟悉的人或事物保持谨慎的态度是可取的，但不可事事怀疑。

(四)嫉妒心理

所谓嫉妒，是指对才能、名誉、地位或境遇比自己好的人心怀怨恨。这种怨恨，来自于对那些比自己优越的地位、才能、名誉的渴望情感，由于这种情感深藏于心中，经过内心的发酵或膨胀，最后以扭曲的形态表现出来，如不服输，不愉快，敌视，自残自怨等，这些显然与护士的品质格格不入，为护士在人际交往中所排斥。

产生嫉妒心理最主要的原因还是对自己和他人没有一个正确的认识，人际交往中一定要克服嫉妒心理，学会欣赏他人的优点和长处，必要时学习这些优点，才能不断超越自己得到大家的赞许。

(五)自卑心理

所谓自卑心理，是指那些过低评价自己的能力和品格的心理。自卑心理同猜疑心理一样，是一种妨碍交际的消极心理现象，它直接影响护士的交际活动。

自卑心理和嫉妒心理一样，是对自己和他人没有一个正确的认识。主要是只看到别人的长处和自己的不足，对自己评价过低而产生的。须知人的能力是不断学习培养锻炼而来的，自己的缺点完全可以通过学习来改正。与人交往要克服自卑心理、增加自信。

(六)报复心理

报复心理就是当人们受到强烈刺激后，表现出与对方行为相对抗的反应性心理。在交际过程中，彼此行为都是相适应的，即使在某种情况下，只要是不怀恶意，发生一些相悖的反应行为，也是正常的。但是当交际对方从不正确的交际目标出发，故意设置障碍，损害他人的利益，或者欺负别人，有意让别人吃亏，这时，受损害或吃亏的一方，就会感到气愤，心理不平衡，决心寻找时机，作出相应行为反应，给对方以报复。报复心理有的直接反映出来，表现出针锋相对的行为，有的则较隐蔽，或迁怒于他人，或寻找机会惩治对方。所谓"君子报仇，十年不晚"就是这种报复心理的表现。

有报复心理的人往往是由于心胸狭窄，不能容忍别人对自己造成的一点点过失。在人际交往中切不可有报复心理，轻则导致人际关系恶劣，重则是引起犯罪的根源。与他人交往，要能容忍别人的过失，学会宽宏大量地原谅他人，才能建立更融洽的人际关系。

（七）世故心理

所谓世故心理，是指对交际对象不真诚、不可靠、不可接近的圆滑势利现象。它给人的心理反应是消极的、离心的，也严重阻碍人们的交际。

世故心理常有以下几种表现：

1．戴着面具同别人交际

这种人的特点是严重的封闭心理，外热内冷，表里不一。

2．以明显的反差对待不同的人

对周围的人，有用的则交际，无用的则疏远；有求于人时则交际，无求于人时则冷淡。

3．迁就随和，奉行中庸之道

见面"哈哈"，说话守中道，争论两边倒，一切都是折中调和，模棱两可，表面上乖巧可爱，内心则深藏着个人的打算。

有世故心理的人，要学会真诚地待人，对他人要一视同仁，不能因身份地位不同而以明显不同的态度去对待，要关心他人，热忱帮助他人，惟其如此，才能有真正的朋友，才能建立和谐的人际关系。

## 四、建立良好人际关系的策略

建立良好人际关系的具体方法很多，在日常生活中，较为主要的、同时又可以有效地被每一个人所运用的策略有如下几个方面。

（一）建立交往关系的策略

（1）主动交往。

（2）注意形象修饰。

（3）乐于帮助别人。

（4）加强自身修养。

（5）关注对方需求。

（二）加深情感联系的策略

（1）表现真实自我。

（2）避免直接指责和争论。

（3）肯定对方自我价值。

（4）经常互致问候。

（5）保守对方秘密。

(6)保持感恩之心。

（三）弥补情感裂痕的策略

**1.学会谅解**

交往双方都有义务体谅对方，以维持双方的关系。当双方出现不同的意见和看法时，切勿急躁和草率，通过坦诚的交谈，主动了解对方看法的理由，并提出自己的看法，会有助于矛盾的解决。

**2.注意批评的艺术**

要保持人与人之间的协调，为别人的错误提供必要的反馈是十分重要的。怎样才能避免别人的自我防卫心理的作用，又有效地提醒人们注意自己的错误呢？

（1）批评从称赞和诚挚感谢入手。

（2）批评前先提自己的错误。

（3）间接提醒他人注意自己的错误。

（4）让别人保住面子。

**3.注意道歉的艺术**

在人际交往中，人们有时难免会有这样或那样的过失，我们应当向对方表示歉意。这不但能给对方以感情上的补偿，也是有教养的人应具有的文明意识。诚挚的道歉不仅能够和解被损害的关系，而且还可以使这种关系变得更为牢固。因此护理人员应该学会道歉的艺术。

道歉有三个要素：承认错误、遗憾以及为这种事情负责，可以同时表达这三点，但是不一定要三个都表达，应该视情况而定。要做到真正有效的道歉，应该注意以下几点：

（1）及时道歉。应该道歉的时候，就马上道歉，时间越久就越难以启齿，有时甚至追悔莫及。假如你有对不起某人的地方，想向他道歉，就应立刻想办法。可以当面道歉或打个电话或写封信，或者用其他任何足以表达心意的东西来表示。

（2）思考道歉的角度。道歉可以用角色对角色，或个人对个人的方式进行。

（3）真心为服务对象感到难过。要设身处地地为他人着想，能够体会对方的心情时，才比较有能力与他们沟通。

（4）给服务对象足够的信息。要用清楚诚恳的语言向人道歉。通常接受道歉者会希望得到清楚诚实的解释，闪烁其词、逃避责任会造成相反的效果。

（5）承诺改进。当错误是源自结构性的问题时，一般人都想确定相同的事情不会再发生在别人身上。医院给予患者即将改进的承诺，可让患者感觉到他们的负面经历有一些正面意义，也会让患者的火气稍微降温。

（6）采取弥补行为。除了改进，医院也要承诺尽力弥补错误，对于无法补救的部分，则给予合理补偿。这类沟通的重点在于让情况恢复至问题发生前，而不是让患者觉得，医院只想用钱让问题赶快过去。

（7）把握道歉的分寸。道歉要能真正发挥效用，程度的把握非常重要。警惕说道歉的话可能引发的法律效力，尤其是护理人员要注意。道歉的内容需要谨慎考虑，可以显露出诚心，但是如果责任不在护理人员时，不要把责任全部揽在身上。

常用的道歉语如："请原谅""对不起""真不好意思让您受累了""真抱歉给您添了这么多麻烦"等。

# 附1-A 人际关系的测量

人际关系是人与人之间通过动态的相互作用建立起来的情感联系。通过人际关系的测量可了解人们之间的人际关系状况，分析人际关系不良的原因，学会把握和改善自己的人际关系，促进人际关系向有利于事业成功和社会进步的方向发展。在此介绍几种简便易操作的人际关系测量方法。

在使用测验题进行自我检测时要注意以下两点：

一是要真实地回答问题，否则测验的结果会毫无意义。人与人的差异是一种客观存在，勇敢承认个别差异，真实地反映自己是一种正确的理性态度。只有真实，才能客观地评价自己。

二是要慎重对待测验结果。任何测量工具都存在一定的误差。目前用于人际关系测量的量表多是由国外引入的，虽然为了适合国内情况，在某些局部作了修改，但基本上未经过标准化处理，缺乏常模。因此使用这些测量的意义只是帮助人们更好地认识自己，提高自己在人际交往方面的自觉性，但并不具有明确的一般性评价意义。有关测量的结果只能作为个人特征的参照，而不宜将其简单作为一般性人际关系状况的评价标准。

（一）人际交往类型测验

按照人际交往行为方式的主动性、支配性、规范性、开放性四个维度，可将人们的人际交往分成主动型与被动型、领袖型与依赖型、严谨型与随便型、开放型与闭锁型8种类型。在以下20道人际交往类型测验的题例中，就包括有分别测量人们交往中四个维度方面的特征。通过对一个人在4类题目上的得分处理，就可以知道这个人在人际交往方面倾向于什么类型（引自：金盛华，张杰.当代社会心理学导论.北京师范大学出版社，1995：287）。

根据自己的实际情况，对每个问题作出回答。符合的把该问题后面的"是"

圈起来，反之，则把"否"圈起来。

(1) 我碰到熟人主动打招呼。　　　　　　　　　　　　　　　　是　　否

(2) 我常主动写信给友人表示思念。　　　　　　　　　　　　　是　　否

(3) 我旅行时常与不相识的人闲谈。　　　　　　　　　　　　　是　　否

(4) 有朋友来访我从内心感到高兴。　　　　　　　　　　　　　是　　否

(5) 没有人引见，我很少主动与陌生人谈话。　　　　　　　　　是　　否

(6) 我喜欢在群体中发表自己的见解。　　　　　　　　　　　　是　　否

(7) 我同情弱者。　　　　　　　　　　　　　　　　　　　　　是　　否

(8) 我喜欢给别人出主意。　　　　　　　　　　　　　　　　　是　　否

(9) 我做事喜欢有人陪伴。　　　　　　　　　　　　　　　　　是　　否

(10) 我容易被朋友说服。　　　　　　　　　　　　　　　　　　是　　否

(11) 我很注意自己的外表。　　　　　　　　　　　　　　　　　是　　否

(12) 约会迟到，我会感到不安。　　　　　　　　　　　　　　　是　　否

(13) 我很少与异性交往。　　　　　　　　　　　　　　　　　　是　　否

(14) 我到朋友家做客从不感到不自在。　　　　　　　　　　　　是　　否

(15) 与朋友一起乘公共汽车，我不在乎谁买票。　　　　　　　　是　　否

(16) 我给朋友写信时，常诉说自己最近的烦恼。　　　　　　　　是　　否

(17) 我常能交上新的知心朋友。　　　　　　　　　　　　　　　是　　否

(18) 我喜欢与有独到之处的人交友。　　　　　　　　　　　　　是　　否

(19) 我觉得随便暴露自己内心世界是危险的事情。　　　　　　　是　　否

(20) 我发表意见很谨慎。　　　　　　　　　　　　　　　　　　是　　否

**计分方法**　除第 5、10、14、15、19、20 题答"否"的计 1 分外，其余均为答"是"计 1 分。

**评价方法**　在以上社会交往类型测验题中，1～5 题测验的是交往的主动性水平。得分高则说明交往偏于主动型，得分低则交往偏于被动型。6～10 题是测试交往的支配性水平。得分高表示交往倾向于领袖型，得分低则偏于依从型。11～15 题测试交往的规范性程度。得分高意味着交往讲究严谨，得分低则交往随便。16～20 题属于交往开放性测试题目，得分高表明交往偏于开放型，而得分低则意味着交往倾向于封闭型。如得分不是偏向最高分或最低分两个极端，而是处于中等水平，则表明被测验者交往倾向不明显，属于中间综合性的交往者。

(二) 人际关系状况测验

(引自：刘援朝. 怎样认识自己和他人. 华文出版社，1991：171)

根据自己的实际情况，对其中每个问题作出回答。符合的把该问题后面的"是"圈起来，反之，则把"否"圈起来。

(1)你平时是否关心自己的人缘？ 是 否

(2)在食堂里你一般都是独自吃饭吗？ 是 否

(3)和一大群人在一起时，你是否会产生孤独感或失落感？ 是 否

(4)你是否常不经同意就使用他人的东西？ 是 否

(5)当一件事没做好时，你是否会埋怨合作者？ 是 否

(6)当你的朋友有困难时，你是否时常发现他们不打算来求助你？ 是 否

(7)假如朋友们跟你开玩笑过了头，你会不会板起面孔甚至反目？ 是 否

(8)在公共场合，你有把鞋子脱掉的习惯吗？ 是 否

(9)你认为在任何场合下都应该不隐瞒自己的观点吗？ 是 否

(10)当你的同事、同学或朋友取得进步或成功时，你是否真的
为他们高兴？ 是 否

(11)你喜欢拿别人开玩笑吗？ 是 否

(12)和与自己兴趣爱好不相同的人相处在一起时，你也不会感到
兴趣索然，无话可谈吗？ 否

(13)当你住在楼上时，你会往楼下倒水或丢纸屑吗？ 是 否

(14)你经常指出别人的不足，要求他们去改进吗？ 是 否

(15)当别人在融洽地交谈时，你会贸然地打断他们？ 是 否

(16)你是否关心和常谈论别人的私事吗？ 是 否

(17)你善于和老年人谈他们关心的问题吗？ 是 否

(18)你讲话时常出现一些不文明的口头语吗？ 是 否

(19)你是否时而会做出一些言而无信的事？ 是 否

(20)当有人与你交谈或对你讲解一些事情时，你是否时常觉得
很难聚精会神地听下去？ 是 否

(21)当你处于一个新的集体中时，你会觉得交新朋友是一件
容易的事吗？ 是 否

(22)你是一个愿意慷慨地招待同伴的人吗？ 是 否

(23)你向别人吐露自己的抱负、挫折以及个人的种种事情吗？ 是 否

(24)告诉别人一件事情时，你是否试图把事情的细节都交代清楚？
是 否

(25)遇到不顺心的事，你会精神沮丧、意志消沉或把气出在家人、
朋友、同事身上吗？ 是 否

(26)你是否经常不经思索就随便发表意见？ 是 否

(27)你是否注意到赴约前不吃大蒜、大葱，以及防止身带酒气吗？ 是 否

(28)你是否经常发牢骚？ 是 否

(29) 在公共场合，你会很随便地喊别人的绰号吗？　　　　　是　　否

(30) 你关心报纸、电视等信息渠道中的社会新闻吗？　　　　是　　否

(31) 当你发觉自己无意中做错了事或伤害了别人，你是否会
　　很快地承认错误或作出道歉？　　　　　　　　　　　是　　否

(32) 在闲暇时，你是否喜欢和别人聊天？　　　　　　　　　是　　否

(33) 你跟别人有约会时，是否常让别人等你？　　　　　　　是　　否

(34) 你是否有时会与别人谈论一些自己感兴趣而他们不感兴趣
　　的话题？　　　　　　　　　　　　　　　　　　　　是　　否

(35) 你有逗乐儿童的小手法吗？　　　　　　　　　　　　　是　　否

(36) 你平时告诫自己不要说虚情假意的话吗？　　　　　　　是　　否

**计分方法**　下列各题答"是"的计 1 分：1、10、12、17、21、22、23、27、30、31、32、35、36；

下列各题答"否"的计 1 分：2、3、4、5、6、7、8、9、11、13、14、15、16、18、19、20、24、25、26、28、29、33、34。

**评价**

总分 30 分以上：人际关系状况很好；

总分 25～29 分：人际关系状况较好；

总分 19～24 分：人际关系状况一般；

总分 15～18 分：人际关系状况较差；

总分 15 分以下：人际关系状况很差。

（三）人际交往适应能力测验

（引自：梁执群. 社交心理学. 中国城市出版社，2000：200）

下面每一个问题设计了一种具体的社会生活场景，并且列出了四个备选方案。请你设身处地地考虑一下，如果你面临这种情景，你的表现与哪一个方案更符合，请将它前面的字母代号圈出来。

(1) 在聚餐会上，如果你与多数同桌的人素不相识，你怎么办？

A. 显得心神不定，左顾右盼

B. 静听别人的谈话

C. 只与相识的人高谈阔论

D. 神态自如地参与大家的谈论

(2) 觉得自己与协同工作的人性格和想法方面合不来时，你怎么办？

A. 委曲求全，尽量凑合下去

B. 故意找事由，与他吵架，迫使领导解决

C. 向领导汇报他的短处，要求领导调离他

D. 尽量谅解，实在不行则向领导如实说明，等候机会解决

（3）在公共汽车上你无意踩了别人一脚，别人对你骂个不停，你怎么办？

A. 只当没听见，任他去骂

B. 与他对骂，不惜大吵一架

C. 推说别人挤了自己才踩到他的，不应该怪罪自己

D. 请他原谅，同时提醒他骂人是不文明的

（4）在影剧院看电影时，你的邻座旁若无人地讲话，使你感到讨厌，你怎么办？

A. 希望别人能出面向他们提出意见或他们自己停止

B. 严厉地指责他们

C. 叫服务员来制止他们

D. 有礼貌地请他们别讲话

（5）你辛苦地干完了工作，自认为干得很不错，不料领导很不满意，你怎么办？

A. 不作声地听领导埋怨，但心中十分委屈

B. 拂袖而去，认为自己不该受埋怨

C. 解释说因客观条件限制，自己无法做得更好

D. 注意自己做得不够的地方，以便今后改正

（6）你买了一架崭新的照相机，自己还未用过，但有朋友向你借，你怎么办？

A. 借给他，但满腹牢骚

B. 脸色很难看，使朋友不得不改口

C. 骗他说已经借给别人了

D. 告诉他自己要试拍一下，检查了照相机的性能后，再借给他

（7）当你正在埋头干一件急事，一位朋友上门来找你倾诉苦恼，你怎么办？

A. 放下手中的工作，耐心倾听

B. 很不耐烦，流露出不想听的神态

C. 似听非听，脑子里还在想自己的事情

D. 向他解释，同他另约时间

（8）在你知道别人的一些隐私之后，你怎么办？

A. 觉得好奇，但尽量不去传给其他人听

B. 忍不住，会很快告诉其他人

C. 当其他人谈起时，会附和着一起谈

D. 根本没想要让其他人都知道

(9) 星期天，你忙了一整天，把房间全部打扫干净，你的爱人下班回家后，却指责你没及时做晚饭，你怎么办？

A. 心里很气，但勉强去做饭

B. 发脾气，骂爱人自私，要爱人自己去做饭

C. 气得当晚不吃饭

D. 向爱人解释，然后邀请爱人一起出去吃饭

(10) 当你搬到一个新的住处，周围邻居都不认识，显得较冷淡，你怎么办？

A. 尽量避免与邻居交往

B. 故意显出自己是很强硬的，让人家有敬畏感

C. 视邻居以后对自己的态度行事

D. 主动与邻居打招呼，表现出友好的姿态

(11) 如果有人经常要麻烦你做一些事，你却很忙，你怎么办？

A. 尽量避开

B. 告诉他很忙，不要再来麻烦了

C. 敷衍他

D. 尽自己力量帮助他，有困难时则向他说明情况

(12) 一位朋友向你借了几元钱，但后来没有还，好像不记得这回事了，你怎么办？

A. 今后再也不借钱给他

B. 提醒他曾借过钱

C. 向他借同等数额的钱，作为抵消

D. 就当没这回事

(13) 在餐馆里，你买了一份饭菜，但发现味道太咸，你怎么办？

A. 向同桌人发牢骚

B. 粗鲁地指责厨师无能

C. 默默地吃下去

D. 平静地问服务员，能不能变淡些，如不能，则吃不下

(14) 一位热情的售货员为了使你买到满意的东西，向你介绍了所有的东西，但你都不满意，你怎么办？

A. 买一件并不想买的东西

B. 说这些商品质量不好，是卖不掉的商品

C. 向她道歉，说是朋友托买的东西，一定要朋友满意才能买

D. 说一声谢谢，然后离开

**计分与评价** 统计你所圈各个字母的次数，找出自己选择次数最多的字母

代号。

如果你选择答案 A 的次数最多，说明你的处世态度过于消极，凡事与世无争，实际上心中不一定服气。对任何有争论性的事，你都不愿意表态，希望他人作决定或承担责任。当人们了解你的时候，也许会同情你，但以后又会产生反感。

如果你选择答案 B 的次数最多，说明你的适应能力较差，不善于待人接物，往往属于好斗型，遇不顺心的事容易暴跳如雷，甚至粗鲁地骂人。表面看来，你颇能占上风，其实得不到他人对你的尊重，结果是使人们憎恶你或害怕你、疏远你。

如果你选择答案 C 的次数最多，说明你具有一定的处事所需要的克制能力，能把怨气或不满情绪隐藏起来，比前面两种人更善于处理人与人之间的关系，只是有时为人不够真诚坦率，结果是使人们感到你有时表现得比较虚伪或不能完全理解你。

如果你选答案 D 的次数最多，说明你有积极而理智的处事态度，遇事表现出较强的克制能力，尊重他人，对人诚恳坦率，不喜欢虚假和装模作样，结果是人们尊重你，愿意和你交往，建立友好关系。

☞ 【案例分析】

　　刘红是个性格内向的女孩，家境贫困，但她看到同学穿上漂亮的衣服，心里很羡慕。由于经济条件的限制不能买新衣服，内心觉得自卑，从不主动和同学交往，总是默默地刻苦学习，希望自己的成绩很好，和同学比较起来才有一点优势。

　　问题：1. 她这样做恰当吗？
　　　　　2. 你认为应该怎样做才能被人接纳和喜爱？

### 思考与练习

1. 举例说明首因效应、近因效应和晕轮效应。

2. 在人际交往中，怎样应用信誉原则和相容互利原则？

3. 进入大学第一天，新同学开会，老师要求大家自我介绍互相认识一下，李小玲本来就害羞，在自我介绍时，由于紧张，她的脸变得通红，也不敢抬头正视大家，只说了一句"我叫李小玲"，然后就脑袋一片空白，几次张开口不知道说什么，最后慌乱地走回座位，结果差点摔一跤，引得同学们笑了起来。

(1) 李小玲的紧张和慌乱是什么原因造成的？

(2) 你是否有类似经历？你认为要怎样才能克服这种紧张和慌乱？

（李敏）

# 第三章　人际沟通

## 学习目标

1. 了解什么是沟通与人际沟通，以及沟通的内容和要素。
2. 熟悉人际沟通的意义和影响因素。
3. 掌握人际沟通的方法并在生活和学习中应用。

## 名言导入

沟通是：情绪的转移，是信息的传递，是感觉的互动。

——翟鸿燊

有这么一个故事，说的是从前有一个秀才去买柴，他对卖柴的人说："荷薪者过来！"卖柴的人听不懂"荷薪者"（担柴的人）三个字，但是听得懂"过来"两个字，于是把柴担到秀才前面。

秀才问他："其价如何？"卖柴的人听不太懂这句话，但是听得懂"价"这个字，于是就告诉秀才价钱。

秀才接着说："外实而内虚，烟多而焰少，请损之。（你的木材外表是干的，里头却是湿的，燃烧起来，会浓烟多而火焰小，请减些价钱吧。）"卖柴的人因为听不懂秀才的话，于是担着柴就走了。

沟通最主要的目的是传达讯息，这个小故事告诉我们，掌握好沟通的对象、时机和方式，才能实现沟通的效果，否则就达不到想要完成的目的。沟通无处不在，沟通无时不有，沟通几乎遍布人类社会的每个角落，像空气和阳光一样是我们必需的。沟通虽然常见，但我们是不是就真正了解沟通呢？这个问题的答案是否定的，大部分的人都没有认真系统地思考如何能有效实现沟通，所以说人际沟通其实是一门很重要的学问。

# 第一节 沟通与人际沟通

## 一、沟通的概念与构成要素

沟通是人与人之间发生关联的最主要和最重要的形式，沟通遍布我们生活和工作中的每一个细节，并且发挥着巨大的作用，促进了人类文明的发展和进步。设想一下，假如人类社会没有了沟通，我们的工作、学习和生活将是什么样子？

（一）沟通的概念

沟通（communication）一词，在维基百科里的解释是"一种信息发出者将信息编码后再通过某些手段和媒介传递给信息接收者，然后信息接收者解码收到的信息并给予反馈的一种过程"。沟通的方式分为语言性沟通（如演讲、歌曲和语调等）和非语言性沟通（如肢体语言、手语、眼神交流以及画图和写字等）。

由于沟通就是信息交流的过程，所以在社会心理学中，人们常用信息论的术语来解释人际沟通的全过程。早期的研究者往往将人际沟通过程与 C·E·申农和 W·维弗1949 年提出的通信过程模型进行简单的类比。他们把信源比作发信者的脑，转换器比作发信者的口齿，信道比作传播声波的空气，噪声源比作干扰人际沟通中信息传递的各种因素，接受器比作耳朵，信宿比作听者的脑。通信模式的引入对研究人际沟通影响很大，但是人们后来逐渐发现了一些问题，其中最主要的是单向传递的假设。人与机器不同，在人际信息交流中，发信者和收信者都是积极活动的主体，他们处于经常的相互作用中。收信者对发信者发出的信息会给予反应，这种反应作为一种信息又反过来作用于发信者，发信者根据它来调节自己的行为。因此，人们引进了控制论中的反馈概念，补充了传统的信息沟通模型，但即使这样，仍不能概括人际沟通的全部特点。前苏联心理学家认为，人们在交往过程中，信息不仅仅被传递，而且还不断形成、明确、补充和发展。由于信息论观点在解释和描述人际沟通时有某些不可克服的缺点，一些社会心理学家，特别是偏重于沟通的社会性的学者后来利用相互作用论和关系论等新观点来研究人际沟通现象。

人际沟通（Interpersonal Communication）是指运用语言或非语言符号系统进行信息交流传递的过程。它通过信息的编码、传播和解码等一系列过程进行信息的传播。人际沟通使信息得以交换和传播，是人际关系建立和维持的基础。

人际沟通的特点：

## ● 护理人际沟通

**1. 人际沟通的双方都是积极的主体**

在人际沟通中，沟通双方都有各自的动机、目的和立场，都设想和判定自己发出的信息会得到什么样的回答。因此，沟通的双方都处于积极主动的状态，在沟通过程中发生的不是简单的信息运动，而是信息的积极交流和理解。

**2. 人际沟通借助言语和非言语两类符号**

这两类符号往往被同时使用。二者可能一致，也可能矛盾。

**3. 人际沟通是一种动态系统**

沟通的双方都处于不断的相互作用中，刺激与反应互为因果，如乙的言语是对甲的言语的反应，同时也是对甲的刺激。

**4. 人际沟通是整体的信息交流**

在人际沟通中，沟通的双方应有统一的或近似的编码系统和译码系统。这不仅指双方应有相同的词汇和语法体系，而且要对语义有相同的理解。语义在很大程度上依赖于沟通情境和社会背景。沟通场合以及沟通者的社会、政治、宗教、职业和地位等的差异都会对语义的理解产生影响。

### (二)沟通的构成要素

沟通是一种动态的、多维的复杂过程，由不同要素组成。心理学家海因（Hein）在1973年以控制论的传播模式为背景，提出沟通过程由信息背景、信息发出者、编码、信息、信道、信息接收者及反馈等基本要素组成。

**1. 信息背景（Referent）**

信息背景指能触发个体进行沟通的所有刺激或理由，包括各种生理、心理、精神或物质环境等因素，有时也称沟通的触发体。一个信息的产生，常会有一个信息背景，包括信息发出者过去的经历、对目前环境的感受、对信息发出后产生的后果的预测等。在人类生活中，各种感知、情绪、观点、信息、物体以及其他线索均可成为信息背景，刺激个体产生沟通的欲望和需要，从而开始相应的沟通过程。

**2. 信息的发出者（Sender）**

信息的发出者又称信源，指确定信息含义，将信息进行编码并传递给他人的个人或团体。信息发出者常会在信息背景的影响下整理信息，并在发出信息时确定信息的意义及合适的编码方式，以保证发出的信息完整而准确。

**3. 编码（Encoding）**

信息发出者将要传达的信息变成适当的语言或非语言的信息符号，如语言、表情、文字、图片、模型等，以利于信息发送，信息编码的方式受信息发出者个人的教育程度、价值观念、生活背景、抽象推论能力等因素的影响。

### 4. 信息（Information）

信息是指信息发出者要传达的信息内容，即信息发出者传达的思想、感情、意见和观点等，信息一定有具体的内容意义，包括信息代码、信息内容和信息处理三个部分，信息代码是指有组织并能表达一定内容意义的信号，而信息内容是指信息所代表的意义或要表达的含义，信息处理是指对信息代码和内容进行选择和安排的决定。

### 5. 信道（Route of message transmission）

信道是指信息发出者传递信息的工具和手段，也称媒介或传播途径，如视觉、听觉和触觉等，良好的信道是沟通的重要因素。随着科技的发展和进步，信道也变得种类丰富和方便，现代社会的电话、视频、互联网传播等途径都大大地加强了信息的传播速度和效率，极大地方便了复杂信息的传播。

### 6. 信息接收者（Receiver）

信息接收者是信息传播的目标，也是信息接收及解码者。信息接收者必须主动观察，并参与信息传递的过程。接收者由于教育程度、抽象推论能力、价值观念、生活背景的影响，对信息可能有不同的理解及诠释。

### 7. 信息的反馈（Feedback）

信息的反馈是指了解信息是否准确地传递到信息接收者，以及信息意义是否被准确理解的过程。在沟通的过程中，为了保证沟通效果，信息发出者应当注意寻找信息接收者各种语言和非语言的反馈，以确认自己发出的信息是否被准确地接收。因为只有当信息发出者所发出的信息与信息接收者所接收到的信息相同时，沟通才有效。面对面的沟通反馈最为直接迅速，而通过辅助沟通手段进行的沟通反馈容易被削弱。护理工作中要重视面对面的沟通，护士要勤看患者，和患者进行面对面的沟通，及时得到信息反馈，实施沟通调整，才能第一时间了解患者的病情变化。

## 二、人际沟通的层次

鲍威尔（Powell）根据人际交往中双方的信任程度，即信息沟通过程中的参与程度及个人希望与别人分享感觉的程度的不同，将沟通分为以下几个层次。

### （一）一般性沟通

它是沟通的最低层次，只使用一些表面性的、社会应酬性的话题，如有关天气或问候类的话语，如"你好"、"今天天气真好啊"、"你气色不错啊"及"有空来玩"，等等。双方在沟通过程中只是肤浅的应付。这种不涉及个人问题的一般性交谈可以使初次交往的双方有一定的安全感，因为这种水平上的沟通在一定的社会文化范围内是约定俗成的，不需要进行过多的思考，也能避免话不投机而产生的尴尬局面。如果双方有意建立良好的人际关系，需要采用一定的沟通技巧，尽快结束这种表面意义上的沟通，与对方建立信任关系，会促进人际沟通向更深层次发展。

（二）事务性沟通

它是一种纯工作性质的沟通，沟通的内容一般只涉及所要沟通的事实，不掺杂个人意见，也不牵扯私人关系。这种水平不需要参与沟通的双方参与个人感情，而只需要将沟通中的信息或内容准确地传达给对方。事务性沟通一般是在沟通双方还未建立比较信任的人际关系时常用。护理工作中患者初来就诊时一般都以事务性沟通为主，直接陈述自己的病情，此时应注意不要影响患者的陈述。

（三）分享性沟通

它是一种除了沟通信息，还交流个人想法及判断的沟通层次。这种层次的沟通建立在相互有一定信任的基础上，沟通者希望表达自己的想法及判断，并与对方分享，以达到相互理解的目的。分享性沟通能使双方获得一定的情感共鸣和认同感，作为护理人员不要露出嘲笑或者轻蔑的表情，要尊重患者的想法和感受，否则容易影响患者的信任度和继续提出自己的看法和想法。

（四）情感性沟通

沟通的双方除了分享对某一问题的看法及判断，而且会表达及分享彼此的感觉、情感及愿望。一般交往时间长、信任度高的人才会达到这种沟通层次。

（五）共鸣性沟通

它是沟通的最高层次，指沟通的双方达到了短暂的、高度一致的感觉。达到这种沟通层次时，有时沟通的双方不需要任何语言就能完全理解对方的体验及感受，也能理解对方希望表达的含义。不是所有的人际沟通都能达到这种层次，只有非常相知的人才能达到共鸣性沟通。

## 三、人际沟通的类型

（一）按沟通的行为活动不同分类

1. 内在传播

也叫做自身传播，即传播的"双方"集于一身，本身内部进行交流。其表现形式是人的自言自语、自问自答、自我发泄、自我陶醉、自我反省和沉思默想等，这种传播的特点是"自我"和"宾我"之间的内向沟通。因此，从严格意义上来讲，它是个人的内心的思维活动，但是同时也是人类传播的基本单位和细胞。

2．人际传播

指的是个体和个体之间的沟通交流。它是最常见、最广泛的一种传播方式。其表现形式分为面对面传播和非面对面传播两种。前者一般通过语言、动作和表情等媒介进行交流，后者则通过电话、电报、书信等媒介进行交流。这种传播的特点是个体性、私密性和信息反馈的及时性。因此，在传播过程中，双方不断地相互调整，相互适应，传播效果也易于显现。

3．组织传播

组织传播是指组织和其成员、组织与其所处环境之间的沟通交流。其组织传播有两种形式：一种是职能传播，例如领导和员工之间的交流；另一种是非职能传播，例如护士和护士之间的感情交流。这类传播的特点是：传播具有明确的目的性和可控性。因此，组织传播是疏通组织内外沟通渠道、密切组织内外关系的一种传播活动。

4．大众传播

大众传播指的是执业传播者将大众传播媒介（报纸、杂志、广播和电视等）、将大量复制的信息传播给分散的公众的一种传播活动。从媒介角度看，它有两大类型：一类是印刷类的大众传播媒介；另一类是电子类的传播媒介。这种传播的特点是：传播主体的高度组织化、专业化；传播手段的现代化、技术化；传播对象众多，覆盖面极广，传者和受者之间的"人际关系"不复存在，信息的反馈比较缓慢、间接等。大众传播的迅猛发展，是现代社会科学技术高度发展的产物。

（二）按沟通的组织系统分类

沟通可以分为正式沟通与非正式沟通，正式沟通是指按照正式的组织系统与层次进行沟通。这类沟通代表组织，依照正式的程序与方法进行，应当慎重。非正式沟通则是以非组织的形式进行，或以私人的形式进行。这类沟通代表个人，比较灵活。在进行沟通时要依据沟通的需要和实际情况，确定沟通的类型，进行恰当的沟通。

（三）按沟通的效果分类

可以分为有效沟通和无效沟通。有效沟通是指沟通渠道畅通，信息传递有效的一种沟通。有效沟通能使沟通双方人际关系和谐，消除偏见，实现信息的良好交流。无效沟通是指沟通渠道不畅通，没有取得沟通效果的沟通，造成无效沟通的原因有很多，例如用语不当，缺乏反馈等。例如一名护士劝说一名老年患者不要吸烟时语气过于生硬，使得患者产生了抵触情绪，反而增加了吸烟的次数，这种沟通就是无效沟通。

（四）按沟通的方法分类

可以将沟通分为书面沟通和口头沟通。书面沟通是指利用文字进行沟通。口头沟通是指借助于口头语言进行的沟通。例如在护理工作中护士对患者进行面对面的入院指导，就是一种口头沟通，而在护士站设置健康教育卡发放台，患者可以自行阅读，这种沟通就是书面沟通。一般情况下，口头沟通比书面沟通更能得到反馈。

（五）按沟通的可逆与否分类

可以将沟通分为单向沟通和双向沟通。单向沟通是指仅向一个方向的沟通。特点是秩序好、速度快，但是由于单向沟通无反馈，有时会造成信息的丢失或短缺。双向沟通是指具有反馈式的沟通。特点是有反馈、实收率高、气氛活跃，缺点是速度慢、交流时可能会有心理压力。在医院里，经常会召开周会，也就是逐级传达医院的一些指令，这种从上至下的沟通就是一种单向沟通，而护士长召集护士座谈，收集护士们在工作和生活中所遇到的问题，并一起商量解决，这种就是双向沟通。

## 四、护理人际沟通的发展趋向

护理工作中的人际沟通可以分为护患沟通、医护沟通和护护沟通三个部分，也就是护理工作中护理工作者和其工作有密切关联的三类人员之间的人际沟通。其中护患关系沟通是最主要也是最重要的部分。相比医生，护士为患者提供的服务时间最长，与患者及家属接触的机会最多，并在此过程中还要和其他工作人员密切合作，所以护士的人际沟通能力直接影响其他各种关系的建立和发展。

随着现代医学事业的进步以及现代医学理念的发展，护理的功能也已发生了改变，由原来的单纯的护理型转变成了集护理、预防、康复和保健于一体的综合型。护士的地位也发生了变化，由医生的助手转变成了医生的合作者，共同促进人类健康事业的发展。

随着社会主义市场经济的建立和完善，医疗体制改革的不断深化，护理人际沟通也随着现代护理理念的改变而改变。在新时代下护患关系具有内容多元化、利益经济化、服务社会化和责任法律化等特点，如何做好新时期下的护患关系沟通是摆在护理教育人员和广大护理从业人员面前的一项重要课题。

新时期护患关系沟通旨在促进新型的护理服务理念的发展，护患关系的发展越来越注重以下几点：

（一）护士角色功能的扩大

随着医学模式的转变和整体护理模式的推广普及，护士角色功能也变得更为广阔。当然，为患者提供帮助和服务仍旧是护理工作的重点内容，护士是照顾患者的人，也是进行健康教育和卫生宣传时的教育者和咨询者，同时也是和医生一起合作治疗患者疾病和促进患者康复的执行者。护士应当明确自己的角色功能，切实履行好自己的责任和职责。明确的角色定位不仅是做好护理工作的基础，也是实现良好的护患关系沟通的基础。角色的定位不清，护患人际沟通就无从谈起。

（二）护患人际沟通的平等化

长期以来在旧的医学模式（主动－被动模式）下，我国的医疗行为多是"供给式"和"施惠式"，医护工作者有一定的优越性，和患者的地位也是不平等的，而后护理工作又进入另外一个极端，患者普遍认为医生才是医疗活动的中心，忽视了护理工作的重要作用，护士的地位明显低于医生，护士在工作中常常得不到患者的尊敬，甚至对护士进行辱骂和人身攻击也时有发生。这些都严重影响了护患人际沟通的正常发展。护士和患者在地位上是完全平等的，护士在和患者进行人际沟通时，应该得到尊敬，医疗单位和社会也应该创造一种尊重护理、尊重护士的良好氛围，这样才有利于建立良好的护患关系和提升护理水平。可喜的是，越来越多的医疗机构开始重视护理工作，设立专门的部门管理护理工作和处理护患纠纷，同时随着社区卫生服务的推广和发展以及社会化的医疗机构的建设，护理工作的广度和深度都得到了前所未有的发展，护士的地位正在逐步提升。

（三）护患人际沟通的全球化

随着经济全球一体化，世界进入了"地球村"时代，国与国之间的交流变得日益密切，中国丰富的护理人力资源也开始走出国门，走向世界，形成了护士出国热。同时越来越多的外国人到中国来旅游、工作和生活，在中国就医的外国人也就随之增加，涉外护理和涉外护患人际沟通成为了新时代护患人际沟通的重要内容，这就是所谓的护患人际沟通的全球化。在护理工作全球化和护患人际沟通全球化的大背景下，护士要加强外语的学习，加强外国文化习俗的学习，为涉外人际沟通打下基础。

# 第二节　人际沟通的影响因素

了解什么因素会对沟通产生影响，将有利于我们提高沟通技巧，改进沟通的品质。信息传递的各个环节常会受到某些因素的作用，从而影响到人际沟通的进行。影响人际沟通的因素有非语言沟通和个人主观因素两种，从不同的方面影响人际沟通的效果。

## ● 护理人际沟通

### 一、客观环境因素

客观环境因素主要是非言语沟通，非言语沟通是言语沟通的补充形式，有时也单独使用。非言语符号系统主要包括副言语和视觉符号两大类。视觉符号主要包括面部表情、身体运动和姿势、目光接触、人际距离、衣着等，身体接触也是人们常用的一种非言语符号。

**副言语**　人们说话的音调、响度、速度、停顿、升调、降调的位置等都有一定的意义，可以成为人们理解言语表达内容的线索。这些伴随言语的线索称为副言语。同一句话加上不同的副言语，就可能有不同的含义。例如对一个肝硬化的病人说"你还喝酒"这句话，如果加重"喝酒"这个词，则表示说者认为喝酒不明智；如果加重"你"这个词，就可能表达对那个人是否能喝酒表示怀疑了。

研究副言语存在的一个困难就是这些线索一般没有固定的意义。对某些人来说，停顿可能意味着强调，对另一些人来说，或许意味着不肯定。研究表明，嗓门高可能意味着兴奋，也可能意味着说谎。副言语的特定意义依赖于交谈情境以及个人的习惯和特性。

**面部表情**　面部表情可以清楚地表明一个人的情绪，一般是非随意的、自发的，但也是可以控制的。在人际沟通中，有时人们有意控制自己的面部表情，以加强沟通效果。研究表明，人类的面部表情基本上是遗传决定的，与文化的关系不大。一个人的面部表情是真情的流露还是故意装出来的则很难分辨。

同一种表情可以有不同的含义。微笑可以是幸福和喜悦的表示，也可以是友好的表示，有时甚至可以表达歉意。某种表情的具体含义在很大程度上依赖沟通情境和沟通者的习惯特征。

**身体运动和姿势**　身体运动和姿势在人际沟通中也可用来传达信息或强调所说的话，被称为体态语言。摊开双手向房间里摆动，表示邀请。体育比赛中裁判用手势表示他的判决。体态语言的含义依赖于多种因素，主要有沟通情境、沟通者的习惯以及沟通者所处的文化等。

**目光接触**　目光接触可能是非言语沟通的主要信息来源，至少可以表明交谈的双方对交谈感兴趣。目光接触可以表达爱、喜欢和关系的感情。研究发现，亲密伴侣之间比一般人之间有更多的对视行为。

有时人们避免目光接触。有些人在向别人报告坏消息或者说一些痛苦的事情时往往避开对方的眼睛。有时沟通者由于害羞、恐惧或说谎而避免目光接触。M·阿盖尔和R·英汉1972年的研究表明，在各种注视情况中，相互对视约占31%，总的注视约占61%，注视的平均时间约为3秒，但相互注视的时间仅为1秒。延续时间过长的注视就变为凝视。长时间的目光接触能引起生理和情绪的紧张。凝视往往含有敌意。多数人会避开这种接触，以示退让，有些人则倾向于以眼还眼。凝视有时也可以表示困苦求助。

目光接触能表达似乎完全矛盾的含意——友爱和敌意、幸福和痛苦、恐吓和害怕。在实际沟通中具体表达哪种含意则要看当时的情景。但无论如何，频繁的和长时间的目光接触总是表明沟通者的卷入程度很高，情绪比较强烈。

**人际距离** 在人际沟通过程中，双方之间的距离有一定的含义。一般说来，关系越密切，距离越近。人类学家 E·霍尔(1966)把人际距离分为亲密的、个人的、社会的和公众的 4 种。他认为，父母与子女之间、爱人之间、夫妻之间的距离是亲密距离，约 1.5 英尺，可以感觉到对方的体温、气味、呼吸。个人距离指朋友之间的距离，大约是 1.5～4 英尺。社会距离是认识的人之间的距离，一般是 4～12 英尺，多数交往发生在这个距离内。公众距离指陌生人之间、上下级之间的距离，一般是 12～15 英尺。

人际距离与文化、地位、居住环境等多种因素有关。人们发现，北美人的交际距离一般大于南美人，乡村人一般大于城里人，社会地位高的人大于地位卑微的人。

**衣着服饰** 衣着服饰也可以作为非言语沟通的手段。一个姑娘和情人约会时如果精心打扮，很可能表明她想取悦对方。W·瑟尔伯认为衣着至少可以给别人传递 10 种信息：经济水平、教育水平、是否值得信任、社会地位、是否庸俗、经济背景、社会背景、教育背景、成功水平和道德品质。

**身体接触** 拍肩膀、握手、拥抱等身体接触也有沟通信息的作用。亲密的人之间有较多的身体接触，而陌生人之间过分亲密的接触可能意味深长。握手的次序、时间、力量，可能标志着沟通者之间不同的关系水平。

护理工作中常会用到身体接触，例如，一个癌症病人因为害怕手术，术前紧张得发抖，血压也明显增高，这时实施麻醉肯定是不安全的，护士握着病人的手，轻轻地拍着患者的肩膀，柔声地安慰他要勇敢，手术一定会很顺利并没有痛苦，患者渐渐地变得平静，手术得以成功实施，这就是身体接触在护理中的应用。

## 二、个人主观因素

### (一)知识水平

个人的知识水平会影响人际沟通，知识渊博的人，易于与人交流。如果语言贫乏，寒暄过后就没有什么可说的了，那么沟通无法继续。另外，由于所熟悉的领域不同，人们的共同语言也有所差异，沟通的范围也相应变化。

由于护理人员知识的缺乏可能会给沟通的各个环节带来不同程度的障碍，如知识的缺乏可以影响自身的表达，亦可影响对病人表达的理解。尤其是随着现代护理观念的进步，要使护患关系的一般沟通达到治疗的目的，则需要护理人员具备有心理学、社会学、行为科学等方面的综合知识。相反，如果护理人员缺少相关学科知识，在交谈中不能恰当或准确地运用知识，会造成病人无所适从的心理负担，甚至引起反感，便无法在护患沟通中达到既定的目的。

（二）认知因素

认知是一个人对待外界事物的观点、态度，双方认知不同，看待事物的观点也不同。双方持不同的观点，交流则不易达到统一。

如：患者对自己所患疾病有时会有错误的看法，作为护理人员有责任对其错误认知进行纠正，这也是治疗的一部分。但纠正时应该掌握时机，这种时机至少应该具备两点条件：其一，取得患者的充分信任以后；其二，患者感到医务人员已确实了解自己的情况。否则，患者则会想到护理人员主观、武断，因此会增加其不信任感，甚至是反感，从而使沟通无法进行。有时同样说一句话或表达同一个句子，不同的人或同一个人在不同时机表达会收到不同效果。

（三）情绪因素

如果沟通双方的情绪都很好，那么他们的交流会很愉快，很顺利。否则，如果患者生气、焦虑、紧张、敌对和悲伤，沟通可能达不到预期目的。因此护士要学会控制自己的情绪，以确保为患者提供最佳的护理。情绪因素在护理工作中的应用应注意两个方面：第一，护理沟通中注意患者的情绪，选择患者适当的情绪时与其沟通，避免激怒患者。例如，一名患者因反复静脉穿刺失败而感到非常恼怒，对护士很有意见，而他又已经欠费了，如果这时马上去催费，很可能因此激怒患者，爆发冲突，矛盾升级。第二，护士应当保持良好乐观的情绪。严格避免把自己的消极情绪带入到工作中。护理工作艰苦繁琐，很容易产生不良情绪，而这些不良情绪很容易影响本身就很敏感的患者。曾经有一个医院发生过一件影响很大的事，一名护士因为和同事吵架而郁闷，在她给一名癌症晚期患者输液时，和患者说了一些大约是觉得活着没意思之类的话，结果这种消极悲观的情绪感染了这个患者，没多久这名患者就自杀了。可见护士在工作中注意自己的情绪是很重要的。

# 第三节　人际关系沟通和内容沟通

## 一、内容沟通和关系沟通的含义

人际沟通一般在两个平面展开，一个是内容平面，另一个是关系平面。人际沟通既包含有一定的内容也确定一定的关系。内容是指沟通中所传递信息的实质含义，关系是指沟通各方在沟通中所处的地位和联系方式。

例如一个男人和一个女人说："你能帮我个忙吗?"在这个沟通中，沟通的内容是男人需要得到女人的帮助，而其中的关系层面是指这句话背后意味着两个人处于什么样的关系。值得注意的是，相同的沟通内容可能意味着不同的沟通关系，而相同的沟通关系下沟通内容又可以变化。例如："走，和我一起吃饭去吧"与"你能和我一起去吃饭吗"的沟通内容几乎相同，但是反映的沟通关系却不一样。

## 二、内容沟通的作用及信息

### （一）内容沟通的作用

内容沟通是人际沟通互动过程的关键，是建立人际关系的桥梁与纽带，是维持和发展人际关系的核心。沟通的内容涉及人类活动的方方面面，包括政治、思想、工作、学习、娱乐等方面，人与人之间的沟通的内容十分丰富，并有着不同的类型。在进行人际沟通时，应该把握好沟通内容，以那些能促进社会和我们自己进步、帮助学习和生活提高等主题作为我们沟通的内容。

### （二）内容沟通的主要信息

内容沟通的信息是沟通过程中重要的因素之一，在实际的医疗过程中，护患之间的沟通显得十分重要，一方面患者遭受疾病的折磨，希望尽快地直接地告诉医护人员和自己病情有关系的事情，另一方面，医护人员也希望得到有关患者病情的相关信息，从而帮助治疗患者的疾病。护患之间的内容沟通传递主要是患者的病情和医疗过程的相关信息，概括起来为两方面：

1. 关于患者的信息

患者入院后，护士应该围绕获得患者疾病、心理及精神状况等信息开展沟通，护士应该在入院时通过沟通和检查获得患者的初级评估，同时评价患者的健康状况和心理状况，遇到那些情绪焦虑、抑郁的患者还应该及时告诉医生，并及时采取安慰等干预措施。例如护士在查房时和患者沟通要注意采集患者健康和治疗的信息。

2. 关于医疗的信息

作为一个患者，到医院就医和治疗只有一个目的就是治病，所以得到优质有效的医疗服务是每一个患者的要求，也是每一个医护人员应该努力做到的。护患沟通中一个最重要的内容沟通就是患者希望了解自己的病情，希望知道自己的疾病的性质、程度、治疗和预后的评价，住院患者主要关心自己的治疗方案、预后和治疗进展，那些患有严重疾病的患者则主要关心预后，患传染疾病的患者则关心给家人所造成的影响。研究表明，患者对于病情的信息获得越少，就越焦虑，越难以配合治疗，同时也明显影响治疗效果。

患者住院后生活起居和作息规律都明显改变，需要了解如何适应新环境的信息，包括医院的规章制度、病房设施的使用、病房病友的情况等。

另外患者还想了解自己就医的医院的医疗水平怎么样？病房医生的水平怎么样？有没有足够的技术完成自己的治疗？这就出现了患者选医生，并为此焦虑的情况，护士应该了解患者的这些内容沟通需求。

## 三、关系沟通的作用及方式

### (一)关系沟通的作用

关系沟通既是人际沟通的基础，也是人际沟通的结果，人际沟通中的情感交流也很重要。正确的关系沟通，保持与患者正当的情感交流和沟通关系，帮助患者尽快恢复身心健康是护理人员的职业需要。

沟通双方的地位恰当，双方的关系处理得和谐有效，内容沟通才可以顺利地进行，否则无法进行。

### (二)关系沟通的方式

一些方式能够促进良好的关系沟通的进行，护理人员应注意以下几个方面：

1. 尊重患者

马斯洛的理论表明获得尊重是人的基本需求，所以尊重是关系沟通的基础，离开了尊重，就不会有和谐有效的关系沟通。护理人员应当尊重患者，对患者的疾苦不能冷漠和麻木，要有同情心，在实际工作中要热情，不能冷言冷语，对那些残疾有缺陷的患者不能歧视和嘲笑，对经济条件差的患者及家属要一视同仁，要让患者感到有尊严和价值。

2. 理解患者

患者一旦患病，就意味着角色的缺失，由于疾病的折磨，常常会有依赖和情绪不稳，所以经常会对护理人员发脾气，这种心理是一种比较普遍的现象，作为护理人员要正确理解患者的心理和行为特征，对处于患病状态中的患者给予包容和忍让。

3. 指导患者

护理人员应当成为患者所信赖和愿意交谈的人，护士往往是医院与患者之间的桥梁，沟通医师与患者的关系，很多治疗和健康促进的工作都要通过护士的耐心指导才能得以实施。这就要求护理人员要有扎实的基础知识和广博的社会知识，同时也要求护理人员在沟通时能做到和蔼可亲，表达清楚和通俗易懂。

# 第四节　跨文化护理中的人际沟通

## 一、文化及其对沟通的影响

所谓跨文化沟通是指跨文化组织中拥有不同文化背景的人们之间的信息、知识和情感的互相传递、交流和理解过程。跨文化沟通是世界经济文化全球化发展的必然要求。随着科学技术与经济的飞速发展，不同文化群体之间的距离越来越近，持有不同世界观、价值观、语言、行为的人们需要越来越多的相互理解和交往，因此跨文化沟通是一个必不可少的过程。

影响跨文化沟通的主要因素：

（一）感知

感知与文化有很密切的关系。一方面，人们对外部刺激的反应，对外部环境的倾向性、接受的优先次序，是由文化决定的；另一方面，当感知形成后（指感知过程的结果——知觉），它又会对文化的发展以及跨文化的沟通产生影响。

在跨文化沟通过程中，研究感知或知觉对沟通的影响具有十分重要的意义。人们在沟通过程中存在的种种障碍和差异，主要是由感知方式的差异所造成的。要进行有效的沟通，我们必须了解来自异文化环境中人们感知世界的不同方式。

（二）成见

当我们突然进入一种很少我们所熟悉的符号和行为的情境的时候，我们就会经历一种其势很强的令人烦恼不安的情境——文化冲击。我们会因此而感到焦虑不安，甚至茫然不知所措。在这种情况下，成见常常就油然而生了。成见不是不可避免的，但它常比悬而未决或模棱两可的状态容易接受得多。由于我们大多数人都很怠惰，不愿意发展了解不同境遇中其他人的必要的能力，我们就心安理得地根据错误的信息来减少悬念状态带来的不安和痛苦。然而，问题是：成见作为我们头脑中的图像，常常是僵化的、难以改变的，以其作为防卫的机制则是不妥当的，而且常常是极为不利的，我们必须认识到，凡此种种的成见，对于成功地进行跨文化的沟通是全然无益的。

（三）种族中心主义

种族中心主义是人们作为某一特定文化中成员所表现出来的优越感。它是一种以自身的文化价值和标准去解释和判断其他文化环境中的群体——他们的环境，他们的沟通的一种趋向。

所有的人都经历了促使民族中心主义心态发展的社会过程。人们通过受教育知道了"如何行事"的准则，通过观察知道了周围人的行为方式，对某一特定的制度和体系也越来越熟悉。从一种文化的角度看，假定另一种文化能选择"最好的方式"去行事似乎是不合理的。因而，我们对文化差异很大的人们之间的沟通，在早期是抱着否定态度的。

（四）缺乏共感

缺乏共感的主要原因是人们经常是站在自己的立场而不是他人的立场上理解、认识和评价事物的。缺乏共感也是由许多原因造成的，首先，在正常情况下，设身处地地站在他人立场上设身处地地想象他人的境地是十分困难的，尤其是文化的因素加入之后，这个过程就更加复杂了。其次，显示优越感的沟通态度，也阻碍了共感的产生。如果一个人总是强调自己管理方法的科学性，固执己见，那么我们就很难与之产生共感。第三，缺乏先前对于某个群体、阶级或个人的了解也会阻碍共感的发展。如果从来没有在国外的企业工作过或从事过管理，也就没有机会了解他人的文化，我们就很容易误解他人的行为。这种知识的缺乏，可能致使我们从某些不完全与真正动机相联系的行为中得出结论。最后，我们头脑中所具有的与人种和文化相关的成见也是达到共感的潜在的抑制因素。

## 二、妨碍跨文化沟通的原因与障碍

（一）文化差异

文化差异是指不同文化体之间的各种差异，中国人和西方人存在明显的文化差异，中国人偏好形象思维，而西方人偏好逻辑思维或抽象思维，中国人做事喜欢跟着感觉走，凭借灵感和经验来处理问题，而西方人做事喜欢依靠逻辑或推理来分析问题。中国人偏好综合思维、整体思维，而西方人偏好分析思维。

在跨文化沟通中，很多人认为沟通对象也用自己分析问题的方式一样分析问题，正是这种错误的认知，常常导致跨文化沟通难以顺利进行。因此由一种文化组织起来的一套语言信息传达到另一种文化接收者，再进行解读时，常常出现偏差。

除了思维方式的差异外，价值观的差异也是跨文化沟通中常常面对的问题。不同文化背景的人进行交流时，双方不仅受到思维方式的影响，还会受到价值观的影响。价值观常会从潜意识里影响人们待人接物的态度和方式。例如，有的国家注重公平，他们会对不公平的事进行强烈的谴责和批评，但在有一些国家，人们对特别待遇司空见惯。美国人认同竞争，认为竞争会促进社会的进步，但日本人则认为竞争会破坏团结，从而导致不和谐。

社会规范也是文化差异的一种，不同的社会有不同的社会规范，这是很长一段时间内一个民族形成的文化特性。社会规范包括风俗习惯、道德规范、法律规范、宗教规范等。

### （二）民族优越感

民族优越感是指认为自己的世界观比他人的世界观优越的观点，库斯勒（Cushner）等人将民族优越感定义为："人们用自己的文化视角判断他人的倾向，他们相信自己的世界观是唯一正确的。"

具有民族优越感的人在信仰和价值体系上和别人不同时，总是认为不同自己观点的人是错误的。如果一个人总是有意识地或无意识地认为某个文化团体的世界观比别人高明，当他与另一个团体交往时，沟通中不可避免地要充满干扰，如果在进行跨文化沟通时，总认为与你交谈的对象智力低下或种族低劣的话，那么几乎任何沟通努力都将要因此而付诸东流。

为了能有效地和那些文化背景不同的人进行沟通，人们必须意识到民族优越感产生的偏见。明白这种偏见并不意味着人们要彻底消除民族优越感，而是在充分考虑自己文化的同时也要理解和尊重其他文化的存在。

### （三）语言差异

语言是文化的重要载体之一，语言差别是不同文化间最重要的区别之一，同时也是跨文化沟通中最大的障碍之一。语言作为一个整体与文化发生关系，无论是文化对语言的影响，还是语言对文化的承载，二者之间的相互作用都是发生在语音、语意、语用等几个方面。不同语用的使用主体在进行沟通时最容易在语意和语用两方面引起误会，产生跨文化沟通的障碍，引起文化冲突。

#### 1. 语意

语意是指符号与所指事物或概念之间的关系。换句话说，语意就是语言中词语的意义。在跨文化沟通中，语意的异同与文化发生的关系最密切，对沟通的影响也最突出。每种文化都给以词语赋予了特有的含义，各种文化群体对同一对象有不同的说法和名称，甚至同一文化内对同一对象也有不同的说法和名称。

#### 2. 语用

语用学的研究能够回答一个这样的问题：语言的使用在一定的语境会产生什么样的字面意义和蕴含意义，产生什么影响和效果呢？不同的语言有不同的语用规则，这也是跨文化沟通的因素之一。一句完全不符合语法规则的话，用于不恰当的场合，或者不合说话人的身份，或不符合当地的风俗习惯，就达不到有效的沟通目的。

与文化关联的语言是产生跨文化沟通障碍的因素之一。在语意、语用两方面准确地理解对方的语言，有利于消除跨文化沟通的障碍。

（四）非语言差异

非语言沟通在生活中随处可见，微笑、皱眉、吃饭时的座次、空间的大小、让人等候的时间长短等，所有这些都在传达着沟通双方的信息。但是非语言沟通和言语交际符号一样很容易被人误解。从跨文化沟通的角度看，非言语沟通可以分为人体语、空间语、时间语等多种类型。

1. 人体语

用人体发送出的非言语信息符号称为人体语。它是非言语中内容最丰富的一种，可以细分为：眼神、面部表情、体态、姿势、身体接触、气味和相貌服饰等。不同文化背景的人们的人体语所表达的含义是不同的，并且会对跨文化沟通产生影响。以眼神为例：北美白人认为对视是诚实的表征。但是在很多文化中，眼睑下垂表示对上级的尊重，波多黎各人教育孩子不要直视大人的眼睛。日本人要求正视对方的颈部。在韩国，过长时间盯着别人是很粗鲁的行为。试验发现，阿拉伯人比美国人或英国人对视彼此的频率要高，对他们来说，对视很重要，因此，他们不喜欢同戴墨镜的人或肩并肩行进中的人谈话。在穆斯林国家，男女之间是不允许任何对视的。在多元文化的工作环境中上述种种差异往往是误解产生的根源。

2. 空间语

空间表达出的信息符号称为空间语，它的研究包括人际活动空间、固定空间、半固定空间以及空间的朝向等。不同的背景决定了沟通双方对空间的要求是不同的。以人际活动空间为例，不同文化背景的人对交际时互相的间隔距离有不同的偏好。与法国人和意大利人相比，北美、北欧人更倾向为自己多留一些个人空间；而南美人、阿拉伯人和巴基斯坦人则站得最近。这种差异就可能在跨文化沟通中引起误解，例如一位美国人准备和一位阿拉伯人谈话时，美国人会站在离对方 3 到 4 步远的地方，阿拉伯人感到与对方离得太远，就会向前凑近些，而美国人又会感到距离太近不舒服，就会退后些，这样等到两人谈话结束时，已离最初谈话的地方有段距离了。

3. 时间语

用时间表达出的信息符号称之为时间语，它研究的是人们对准时、及时、延时的问题，时间偏见的根源可能是理解的差异。

## 三、跨文化沟通策略

如何实现跨文化无障碍沟通呢？培养跨文化沟通能力的对策主要有以下几个方面：

（一）从态度和认识提高敏感度，提高我们的全球意识

正视差异，求同存异，保持积极的心态去实现文化认同。在文化沟通中，各种文化之间的差异是客观存在的，这是我们进行跨文化沟通的前提。为了有效地进行跨文化沟通，避免无谓的价值冲突，正确对待文化差异是一种基本要求。首先要准确地诊断文化冲突产生的原因；其次要洞悉文化的差异以及多样性所带来冲突的表现状态；其三，在明晰冲突根源、个人偏好和环境的前提下，必须能够选择合适的跨文化沟通方法和途径。同时尽力总结沟通的经验教训，从中探讨相关的沟通规律。

人是文化动物，难免用自己的价值观来分析和判断我们周围的一切，比如人家批评几句，就什么都听不进去，总觉得我们文化比别人的优越，或者有种族偏见和歧视，这些都是跨文化沟通的严重障碍。只有带着虚心和平和的心态与态度才能真正听得进去，有效沟通才可能真正发生。如布莱斯.帕斯卡所说的名句："在比利牛斯山这边是真理的东西，在比利牛斯山那边就成了谬误。"要学会培养接受和尊重不同文化的意识。

（二）熟练掌握语言沟通的技巧

掌握不同文化的知识和外语工具，多了解自己文化和其他文化的差异，这样会提高跨文化沟通的有效性。在语言沟通中，要注意口语交流和书面沟通的不同层面的不同作用。语言是文化的一种直接的表现形式，不同文化、不同沟通层面对沟通形势的要求不同。在跨文化沟通中，语言交往的相同或向背，往往是由不同文化的共同性和特异性所致。在和对方进行语言沟通时，要经常停顿，给他人理解的时间，不要急于打破沉默，一开始如果不能肯定的话，要假定双方之间存在差异，在语言表达完之后，不要认定对方理解了，先假定对方不理解，再检查其理解程度。

（三）熟练掌握非语言沟通技巧

在行为上不断训练自己和不同文化背景的人交往，锻炼自己的能力，尤其是倾听能力，确认自己听到的是对方真正的意思。这些都是我们每个人终生不断提高的追求。学会去细心聆听，是培养沟通技巧的第一步。一个好的聆听者，不但要留意对方的谈话内容，更应该尝试了解内容背后的含义。在聆听之余，另一个重要的沟通技巧是留意对方的身体语言。人在谈话的时候，从面部表情或身体流露出来的往往比从语言上流露出来的多。因此我们与人沟通时要留意自己的身体语言，务求要和口中所说的如出一辙。沟通可以超越语言的范畴，在非语言沟通中，我们可以借助口头表达手段，如聆听，手势，示范，书面总结等。

（四）学习、体验并培养跨文化的理解力

外语学习过程本身就贯穿讲英语国家文化背景的学习，多了解东西方文化的差异。外语学习与文化等密不可分，只有多学习接近对方的文化，才能更了解文化的差异。当然跨文化培训也很重要。一些西方管理学家提出，跨文化培训是人力资源发展的重心所在。主要内容有：文化认识、文化敏感性训练、语言学习、跨文化沟通及处理跨文化冲突的技巧、地区环境模拟等。跨文化企业应通过培训，培养目光长远、能适应多种不同文化并具有积极的首创精神的经理人员。同时我们要避免只站在自己文化的立场对别人的言行进行解释和评价，只有这样才能减少偏见和歧视。

有效的跨文化沟通的目标是实现文化认同。文化认同是指通过跨文化沟通，实现沟通各方对他方的文化予以足够的理解、承认和尊重，从而保证组织事业在不同的文化背景中蓬勃发展。为了实现这一目标，在实际沟通过程中，沟通各方对对方文化要有一种宽容、积极的态度。积极的心态在于保持自己的文化特色和优势，但又不侵犯对方文化。

总之，跨文化沟通是个复杂的过程，要有科学的筹划和周密的操作。不同文化差异是巨大的，在日常国际交往中，这些差异很容易导致交往双方的误解，造成笑话和失败。花点时间学习沟通对象的文化、习惯、价值观、思维方式、心理特点等等对于跨文化交往和沟通是大有裨益的。正视文化差异，保持积极的沟通心态，寻找机会亲身体验不同文化的冲击，必将能实现有效的跨文化沟通。

☞ 【案例分析】

某男性患者，72 岁，因右侧肢体瘫痪就诊，医生诊断为高血压脑出血，因出血量不大，暂时不考虑手术，予以保守治疗。患者既往有高血压病史，病人一周前出现右侧机体无力，右侧机体感觉缺失，在当地医院治疗一周后病情无明显好转而转入我院。患者家境不富裕，在当地医院住院时又用了不少钱。入院后主管护士没有给家属做详细的入院教育，也没有对其家属进行防压疮教育，但是她还是每天遵医嘱给病人进行了足够的翻身。住院 5 天后护士在给病人翻身时发现尾骶部有一大小为 6cm×8cm 的 III 度压疮，家属对此意见很大，认为是主管护士的护理工作没有做到位，并要求到护理部投诉她。由于她最近正和自己男朋友闹分手，情绪也不好，就和患者的家属吵了几句，并说自己并没有偷懒，按医嘱的要求按时翻身了，并说是患者的家属不理解护士的工作，随便家属怎么投诉自己都不怕。其他的患者听到他们吵架都觉得自己住在这样的医院肯定会影响自己的治疗效果，纷纷要求出院。护士长了解情况后，一方面安慰患者及家属，承认是护士的工作做得不好，没有对家属进行及时的防压疮教育，同时告诉家属长期卧床的病人很容易出现压疮，一方面安排另外一名护士来照顾患者，每天细致地给患者进行翻身，并用一种先进的保护膜覆盖压疮面促进愈合。最后患者压疮痊愈了，家属和患者都很感激，也不准备投诉了。

**问题：**

1. 主管护士在护患沟通中哪些做得不好？
2. 护士长处理此事时运用的沟通方法有哪些？

## 思考与练习

1. 说明人际沟通的层次。
2. 人际沟通有哪些影响因素？
3. 在全球化的今天，护士如何实现跨文化无障碍沟通呢？
4. 护士应当怎样提高自己的沟通能力呢？

（周雯娟）

# 第四章 护理工作中的沟通形式

1. 了解语言沟通的原则。
2. 了解演说的技巧。
3. 熟悉护理沟通中的伦理原则。
4. 熟悉书面沟通的原则。
5. 掌握护理专业性交谈的形式、作用及各种形式的优缺点。
6. 掌握非语言沟通的形式和要求。

## 名言导入

　　一个人必须知道该说什么，一个人必须知道什么时候说，一个人必须知道对谁说，一个人必须知道怎么说。

——德鲁克

## 第一节　护理工作中的语言沟通

　　语言沟通是人们相互联系、相互合作的一种手段和方式。在护理工作中，我们的服务对象主要是患者及其家属，他们承受着疾病、经济及无力履行自己社会角色等多方面的压力，只有了解语言沟通技巧并将其运用到护理工作之中，才能提供给患者优质的服务。

### 一、语言沟通概述

　　人类用来沟通的工具和手段多种多样，但在人类历史中，最普遍应用的是语言。对于语言的产生，有很多传说，"语言雨"的传说就是其中一种。传说在远古的时候人们相互交流都只能使用手势、表情、动作和简单的吼叫，有一年，发生了大旱，缺水和酷热使人们连吼叫也没有了力气，一天忽然下起了有颜色的大雨，人们欣喜若狂，纷纷张大了嘴饮雨止渴，等雨停了，人们惊奇地发现大家竟然会说话了。当然，这只是一个美丽的传说，是人们对于语言产生的思考和猜测。随着人们对人类历史和社会发展的研究，我们已经知道，语言是由于原始人劳动和交往的需要，而随之产生的，"语言是从劳动中并和劳动一起产生出来的"（马克思恩格斯全集）。随着人类的发展和沟通的需要，语言逐渐发展成为现代人类今天的语言形态，并且还将不断地完善和发展。

（一）语言沟通的构成

语言沟通主要由沟通主体、沟通环境和沟通工具——语言构成。

说话人是语言沟通的主体。一般来说，沟通的主体是指正在进行语言沟通的人，确切地说是正在"说"的人；正在听的人是沟通对象，属于沟通环境的范畴。语言沟通具有双向性，沟通中的说者和听者分别是语言沟通中的主体和客体，在沟通过程中不断转换。当一个70多岁的农村老大爷踏入医院门诊大厅，四处张望，导诊护士走上前去问："大爷，您好!"老大爷看到问好的护士，赶紧问，"妹子，在哪里挂号啊?"这时，语言沟通就开始了，在第一句对话里，护士是语言沟通的主体，在第二句对话时，护士就转换成了沟通的客体。

语言沟通环境是指语言沟通中除了沟通主体以外的一切客观因素，包括语言沟通的对象、社会环境、时代背景，包括具体的沟通时间、空间场合，还包括语言沟通的对象和语言沟通双方的关系，对语言沟通过程有重要影响甚至决定性作用的就是语言沟通双方的关系。

语言沟通中语言是沟通的工具，包含着信息、文化和情感等内容。既要选择其载有信息的相应词语，还要懂得语法、语义（包括词义）和修辞的规则，还要注意发出的音调、音高、音强、音长等是否恰当，力求准确、清晰。

（二）语言沟通的基本原则

1. 合作原则

它要求沟通的双方要尽量和对方合作才能达到有效的沟通目的。不理不睬或者跳跃性的回答都是不合作的体现。当患者询问正在打针的护士"护士：我这病还要住多久?"护士忙着打针，不理睬患者。患者又提高嗓门询问护士"护士：我这病还要住多久?"这时，护士打完针了，问患者："感觉没什么不舒服吧?"。患者需要的沟通因为护士的不理睬和跳跃性回答而宣告失败。

2. 得体原则

得体原则就是根据语言环境和沟通目的等，充分运用此时、此景，以最佳的方式来传递最适当的信息。

3. 尊重、真诚、礼貌原则

尊重是礼仪之本，也是沟通的基本美德。无论哪种沟通，都应该以尊重为支撑，蕴含真诚和礼貌。

(三)语言沟通的形式

按照语言沟通的媒介方式进行分类,语言沟通有口头沟通和其他形式的语言沟通两种基本形式。我们主要讨论口头沟通。口头沟通主要分为谈、说、讲、述四种类别。谈,是指谈话、对话,它是口头沟通中使用最频繁、最有效的沟通方式,因为谈话中有讲、有述、有说,在谈中,沟通双方不断交换着主客体角色,要求一个人有较强的素质、修养和能力。述是指陈述和复述,只要把一件事陈述清楚就可以了,在训练孩子学习母语时,我们常采用这种方式。说,是一般的口头表达,说与讲、谈最主要的区别是,说不一定非要有一般意义上的听众。说,可以说给自己听,也可以说给别人听。我们下面主要来讲解谈和讲。

## 二、交谈

(一)交谈的含义和作用

交谈是由两个或两个以上的人共同参与的双向口语交际活动。它是语言交际中的一种最基本、最常见的现象。在护理工作中,交谈可以发生在护士和患者及家属,也可以发生在护士和同事之间,交谈有自己的特点与规律,也有自己的要求与技巧。在护理工作中,交谈艺术的高低,直接影响着护患关系、护士和同事之间的关系及护理工作效果。

(二)交谈的形式

护理工作中交谈的形式主要分为以下两类:

1. 聊天

即俗话说的"闲聊"。往往并没有事先就有明确的意图。话题是随意的,并且不时地转换;人数可多可少,随增随减;内容海阔天空,无所不可,可以使病房气氛和谐轻松,增进护理人员和患者之间的亲近程度,有利于护理工作的开展。

2. 专业性交谈

从交谈的目的来看,护理专业性交谈可以分为互通信息性交谈和治疗性交谈两类。

(1)互通信息性交谈是指医务人员为获取或提供有关信息而进行的交谈。其主要目的是获取信息或提供信息。交谈双方所关注的是信息的内容,较少强调关系和情感。因此,这种交谈要在双方关系融洽的条件下才能顺利进行。

护患之间互通信息的交谈主要包括入院交谈、评估交谈、出院指导及健康教育等。入院交谈通常用来获得有关入院患者的一般情况、住院的主要原因、护理要求及日常生活方式和自理能力等信息。评估交谈是护理人员收集患者健康信息的过程,包括患者的既往健康问题和目前健康状况,遗传史、家族史及患者精神、心理状况等。这些信息可以为确定护理诊断、制订护理计划提供依据。在这种交谈中护理人员也向患者提供一些必要的信息,如自我介绍、医院环境、同病房病友及规章制度的介绍。出院指导及健康教育交谈则以护理人员向患者提供信息为主。

(2)治疗性交谈是指以患者为中心,护理人员帮助患者进行身心调适,使患者从疾病状态向健康方向发展,能应对应激、调整适应,并与他人和睦相处的交谈。

在治疗性交谈中,要沟通的信息是护理专业范畴的事物,其目的是为满足患者的各种需要,对患者的身心起到治疗作用,故称之为治疗性交谈。

治疗性交谈侧重于帮助患者明确自己的问题,克服个人的身心障碍,如焦虑、悲伤等,从而达到减轻痛苦、促进康复等治疗目的。因此进行这种形式的交谈需要患者信任与之交谈的护士,在有效的治疗性交谈中,患者能够敞开心扉,表达自己的想法和情感,在护理人员的帮助下,找出解决问题的办法,并积极地面对疾病和困难。治疗性交谈有两种基本形式:

①指导性交谈。指导性交谈是指由指导者(护士)向被指导者(患者)指出问题发生的原因、实质,针对被指导者存在的问题,提出解决问题的方法等,让被指导者执行。指导性交谈的特点是可以充分发挥护理人员的专业知识水平。护理人员承担了找出问题和解决问题的责任,所以交谈时用于磋商和协调的时间较少,交谈的进程较快,比较节省时间。其缺点是患者主动参与性较少,经常被当作是缺乏自我护理、自我保健知识和能力的人,只能处于被支配的地位。如果护理人员提出的建议和方法不符合患者的实际情况,或与患者的观点、习惯、文化传统等不相一致,便达不到指导效果,甚至会增加患者的心理压力,严重者还会对患者造成伤害。如护士发现一名40岁男性高血压患者治疗效果不理想,询问原因,患者自己说吃药不准时,该护士就嘱咐患者每天一定要早7点、晚7点按时吃药。但患者按照护士的指导按时吃药两个月后,降压效果还是不好,原来该患者为晚班的士司机,生活习惯是每天早上3点睡觉上午11点起床,但听了护士的指导,一定要早上7点吃药,所以,自己定了闹钟7点吃药,吃完药后又许久不能入睡,导致休息不好,治疗效果还是欠佳。所以,运用指导性交谈必须是对患者的基本情况(包括心理状况、习惯、爱好、文化背景等)十分了解,在确有把握对患者有利的情况下方可使用。或者在目标简单明确、涉及范围狭小的情况下也可运用。

②非指导性交谈。非指导性交谈是一种商讨性的交谈。其基本观点是承认患者有认识和解决自己健康问题的潜能,鼓励患者积极参与治疗和护理过程,

主动改变对自身健康不利的行为和生活方式。在非指导性交谈中,患者与护理人员处于相对平等的地位,患者有较多的自主权,感到自己受到尊重,参与了决策,因而能积极并自觉地按决策去实施,并能主动采取新的行为方式以利健康。另外,通过护患双方商讨或沟通,相互了解,错误决策的机会也较少。非指导性交谈的唯一缺点是比较费时,在工作十分繁忙的情况下较难实行。

(三)护理专业性交谈的过程

一次正式的护理专业性交谈,其完整过程大致可分为以下四个阶段:

1. 准备阶段

本阶段内护士的主要任务是做好心理上、物质上、环境上的准备,具体内容有:

(1)明确交谈的目的,确定交谈所需的时间。

(2)获取有关患者的信息,包括复习患者的病历记载,了解其过去的病史、诊断、治疗经过、护理诊断、护理计划等,以及有关本次疾病的诊疗情况。

(3)列出可能出现的问题,预先考虑对策。但要注意避免有先入为主的观念或对交谈的结果抱有不切实际的期望。

(4)写下几个准备提出的问题,以便集中话题,达到交谈的目的。

(5)选择交谈的时间、地点和环境。时间恰当可以避免检查或治疗的干扰,地点、环境合适可以保护隐私,避免分散注意力。

(6)注意患者的体位、姿势是否舒适,能否坚持较长时间的交谈,有无当时要给以满足的需要(如口渴、排便等),如有可先行解决,以保证交谈的有效进行。

2. 开始阶段

护士在与患者交谈开始时应注意建立信任和理解的气氛,以减轻患者焦虑,有利于患者思想情感的自然表达。如有礼貌地称呼对方,然后向患者说明本次交谈的目的和大约所需时间,同时告诉患者在交谈过程中,希望他随时提问和澄清需要加深理解的问题等。交谈可以从一般性内容开始,如"今天您感觉怎么样?"你今天气色不错!"您这样坐着(或躺着)感觉舒服吗?"等。当患者感到自然放松时便可转入正题。如果是与患者第一次交谈(如收集资料进行护理评估等),还应做自我介绍。

3. 展开阶段

这时的交谈主要涉及疾病、健康、环境、护理等实质性内容。护理人员要更多地运用护理专业知识和各种沟通技巧,例如提出问题、询问情况、进行解释、要求澄清等,以互通信息,或者解决患者问题,达到治疗性目的。这里需要强调的是:在此阶段,护士一方面要按原定目标引导谈话围绕主题进行;同时要尽可能创造和维持融洽气氛，使患者无顾忌地谈出真实思想和情感。交谈中针对新发现的问题而调整或改变原定主题的情况，也是常有的和必要的。如某乳腺癌患者术后情绪低落，睡眠不好，食欲不振，时常独自哭泣。为了消除患者的抑郁，护士初步认为患者是对疾病的预后担忧所致，决定和该患者进行一次治疗性交谈，在交谈过程中发现患者其实是因为害怕丈夫嫌弃她所引起的抑郁，于是该护士立即调整交谈的方案，放弃对患者疾病知识的讲解，而对患者给予心理的护理和指导。

4.结束阶段

本阶段的主要任务是为终止交谈做一些必要的安排，例如用看手表的方式提醒对方交谈已接近尾声，应抓紧讨论剩下的问题；对交谈内容、效果做简要的评价小结；必要时约定下次交谈的目标、内容、时间和地点等。

在实际交谈过程中，互通信息交谈与治疗性交谈是互相渗透、密不可分的，在护理工作中需要我们根据此时、此情、此境灵活应用。正式的专业性交谈（特别是治疗性交谈）要有记录。一般是在交谈结束后补做记录。如果需要在交谈中边谈边记，则应向患者作必要的解释，以免引起患者不必要的紧张和顾虑。记录要注意保护患者隐私。

## 三、演说

演说是在特定的时间、环境中，运用有声语言，辅之形态语言，面对听众发表意见，抒发情感，从而达到传播信息、表达情感的目的，是一种现实的、艺术的、技巧性的社会实践活动。护理活动中有很多场合需要护理人员当众发言，因此，护理人员需要掌握一定的演说技巧。

（一）演说的要素及特征

演说的基本要素有演说者、听众、信息和时境，四者缺一不可。这四个要素相互之间的关系及其在演说过程中的作用，使演说具有与交谈等沟通方式显著不同的特征。

1.沟通双方的关系

演说者面对的沟通对象不是单个的人，而是一个听众群体，即一人说，大家听。

2.沟通方法和技巧

演说者应面向群体单向信息传递的需要，演说比交谈更注重面部表情、手势体态等非语言沟通方式的运用，"演"的成分较多，作用较大，所以叫演说。演说者与听众的距离一般保持公众距离（4米以外），在听众较少的情况下，有时也采用社交距离（1.2~4米），为适应这个距离，演说者说话声音要响亮清楚，表情、手势的运用要显著，使大家都能听见和看见。

3. 沟通内容

演说一般都有明确且突出的主题和中心，对内容的系统性、条理性要求较高，因此要有较充分的构思和准备。

4. 时间环境(时境)

演说的时间是预先设定的，在若干时间之内一定要把内容说完。演说的场地环境也是根据听众的人数及内容要求预先选定的，除了有听众座位之外，有时还要有音像设备等。交谈的时境要求则比较灵活机动，只要有能容纳两人交谈的空间，没有过分的干扰便可以进行，时间可长可短，不像演说那么严格。

(二)演说前的准备

成功的演说，必须有充分的准备。护理专业演说的准备，应从确立演说的目的、选择论题、收集和组织演说材料、分析听众四个方面着手。

1. 确立演说的目的

在演说准备时首先确定演说的目的和主题，例如某护士将新入院的患者家属召集起来进行环境和制度的宣教，这次演说的目的即告知患者及家属医院的环境及制度；某护士将患者召集起来宣传吸烟的害处，此次演说的目的就是说服患者戒烟。

2. 选择主题

主题是演说中要表达的中心思想的扼要概括，演说与写文章一样，庞杂的内容材料，要靠主题连缀起来。即使是在一次小组会议上的发言，也要有个主题或中心。

3. 收集和组织资料

收集资料有三种途径：阅读时收集材料最有力的方法，可以通过阅读专业书籍、杂志、网页等来收集资料；通过和专家交谈也是获得资料的有效途径；个人的亲身经历也是演说材料的来源。

组织资料在演说中尤其重要。演说的听众对于演说内容不可能像阅读文章那样反复理解、仔细体会，为使听众在听过之后便能对演说的内容条理有一个较深印象，演说一般采用单线的结构形式，例如条文式。如内容较复杂，可列出大小标题，以提示层次。有的长篇报告演说者，在报告开头往往先交代一下报告的内容结构提纲，例如："我今天报告的内容共分为四个大问题，每个大问题下面再分若干个小问题展开内容，请大家听的时候注意。"

4. 分析听众

护理专业实用性演说的听众大致有以下几种：

(1)同行同事。例如护理大交班发言、护理个案讨论的中心发言、学术论文的宣讲、学术报告等，这些实用性演说所面对的听众都是同行、同事等专业人员，因此可以使用专业性语言，特别是学术论文宣讲和学术报告，内容的专业性、理论性可以有一定的深度，否则难以满足听众需要。

（2）护理实习生。专业小讲课、护理查房等，所面对的听众是护理实习生。这些对象年纪较小，实践经验较少，专业水平较低。因此在演说内容上要考虑适合学生的水平和年龄特征。

（3）患者或一般群众。这类听众基本上都是卫生宣教的对象，是非卫生专业人员。他们当中除年龄、性别有区别之外，职业和文化程度都有不同。演说之前如果对这些情况有所了解，便可以更有针对性。

（三）有效演说的技巧

1. 运用好演说语言

在演说中对语言的表述、发音及语速语气的驾驭同样对演讲的效果有非常重要的作用。

（1）语言通俗易懂，简短有力。口语和书面语的不同之处，一是诉之视觉，可以仔细察看、辨认、思索，二是诉之听觉，只能在听清听懂之后再理解。通俗易懂，是演说语言的一个特点，即用听众熟悉，能马上理解的语言，把要讲述的内容，用浅显明白的话语表达出来。避免采用生涩、艰深的词语，避免引用不好理解的古文和诗词，避免过多使用专业术语和学术名词，也避免使用过长的句子。

（2）读音准确，吐词清楚。演说的口语必须做到发音准确，吐词清楚。准确清楚是对演说者的最基本的口语表达要求。早就有一条公认的原则，或者是一致的要求：一个演说者无论他讲什么内容（政治、军事、教育、艺术、学术等等）都要使听众听得懂他的意思，做不到这一点，其他的准备、努力、心血都是白搭。

（3）语速得当，语气合适。演说既有讲，又有"演"。要生动有力地表达自己的观点，吸引听众，就需要语速合适，恰当地运用语调的技巧，增强口语的美感。就整体而言，语速不可过快，也不可过慢。要以内容为转移，要根据思想情感表达的需要，做出恰当的处理。当快则快，当慢则慢，有所变化，讲究节奏适宜。

（4）词语朴实，句式灵活。是演说对词句的要求。演说语言是一种独白式的、有一定话题的交际口语，语言应该力求自然、朴实、通俗。

2. 非语言沟通技巧

演说要能吸引听众，还要学会使用非语言沟通技巧。演说人的仪表风度是最先为听众所感知的表象，能使听众形成第一视觉印象。一个仪表端庄、风度优雅大方的演说人容易形成较好的"台缘"，受到听众欢迎。而一个打扮不得体或轻佻浮华的演说人，则较难得到听众的信任和合作，会对演说产生负效应。演说者还应善于通过面部表情来对听众施加影响，提高演说的效果。演说者的面部表情贵在真诚、自然。手势是体态运用中最具表现力的非语言手段，具有很强的象征性，在演说中将演说的内容配合相应的手势能够加深听众的印象，增强演说的感染力。

在演说中，演说者应该把握这些演说技巧，以达到演说的目的。

# 第二节　护理工作中的非语言沟通

## 一、非语言沟通概述

非语言沟通是借助非语词符号，如人的仪表、服饰、动作、表情等，以非语言为载体所进行的信息传递。

非语言信号所表达的信息往往是不确定的，但却常常比语言信息更具有真实性，因为它更趋向于发自内心，并难以掩饰。因此有人认为非语言沟通的重要性甚至超过语言性沟通。在医疗护理工作中，非语言沟通显得更为重要。在某些情况下，非语言交流甚至是获得信息的唯一方法。如使用呼吸器的患者，只能依靠表情姿势的交流来表达自己的感受。在患者面对死亡、身体的缺失等巨大的痛苦时，任何语言可能都会显得无力，这时，运用非语言信号沟通就能达到较好的沟通效果。非语言沟通的主要特点包括真实性、持续性、广泛性和情景性。

非语言信号在沟通过程中被认为能够发挥以下作用：

（一）表达情感

非语言信号经常成为人们真情实感的直接表露，人们的喜怒哀乐都可以通过表情体态等形象地显示出来。患者及其家属常常通过非语言形式来表达他们内心的状况，如由于疾病而产生的无望、不安、无能或焦虑。一位母亲在患儿的病床边，紧皱眉头，两眼噙着泪水，神经质地搓着双手，这样的动作、表情传递了她内心的焦虑和激动。

（二）验证信息

医护人员在观察患者时，也应注意其语言和非语言信号表达的情感是否一致，以掌握患者的真实心理反应。如果一个患者说"我很好"，但其动作表情却明显地表现出烦躁不安和焦虑，医护人员便应特别注意仔细观察，以免发生意外。当非语言传递的信息验证了语言信息时，沟通才是最有效的。

（三）调节互动

非语言沟通具有调节沟通各方信息传递互动方式的作用。在医护人员与患者及其家属之间的沟通中，存在着大量的非语言暗示，如点头、皱眉、降低声音、改变体位、靠近或远离对方等，所有这些都传递着一些不必开口或不便明说的信息，调节着沟通双方的互动行为。

（四）显示关系

一条信息总是由内容含义（说什么）和关系含义（怎么说）相结合而显示的。内容含义的显示多用语言，关系含义的显示则较多地依靠非语言信号。例如当护士靠近患者坐着，这种交谈方式显示了双方比较平等的关系。如医务人员站着与躺着的患者说话，往往显示医务人员对患者的控制地位。和蔼体贴的表情向他人传递了友好的相互关系，而生气的面孔和生硬的语调则向他人传递了冷漠和疏远的关系。因此，非语言沟通在维系医务人员、患者、家属之间的良好关系中起着不可低估的作用。

## 二、非语言沟通的主要形式及要求

非语言沟通的形式划分涉及非语言信号的分类。有些非语言信号来自于沟通者的面部表情和身体姿态，有些则来自于人体的接触抚摸等，还有些非语言信号是通过沟通时的空间距离和环境布置来提供的。根据非语言信号的不同来源，可将非语言沟通的形式分为表情体态、人体触摸和空间环境三大类。

（一）表情体态

在沟通过程中，表情体态常被人们用来弥补有声语言交流思想的不足。体态语言的这种交际功能，早在春秋时代孔子就有论述，例如：说之，故言之；言之不足，故长言之；长言之不足，故嗟叹之；嗟叹之不足，故不知手之舞之，足之蹈之也。（《礼记·乐记》）这就是说，有声语言和体态语言都同样发挥沟通功能。而当有声语言表情达意不够用时，伴随而来的体态语言就显得尤为重要。

从人们通常运用人体不同部位的姿势、动作、表情等传递信息的情况来看，表情体态可具体区分为面部表情、首语、手势和体姿四种类型。

1. 面部表情

法国作家罗曼·罗兰曾经说过："面部表情是多少世纪培养成功的语言，比嘴里讲得更复杂到千百倍。"表情不仅能给人以直观印象，而且还能给人以艺术感染，它同有声语言配合，能产生极佳的沟通效果。美国心理学家艾帕尔·梅拉别斯还总结出这样的公式：情感的表达 = 7% 的言词 + 38% 的语音 + 55% 的面部表情。人的面部表情由脸色的变化和眉、目、鼻、嘴、肌肉的动作来体现，表情语言是体态语言中的重要部分，据国外学者的研究，在 70 万种人体语言中，表情语就有 25 万种，占人体语言的 35.7%，其中使用最广泛、表现力最丰富的是目光和微笑两种。

（1）目光。黑格尔在《美学》中说："不但是身体的形状、面容、姿态和姿势，就是行动和事迹，语言和声音以及它们在不同生活情况中的千变万化，全部要由艺术化成眼睛，人们从这眼睛里就可以认识到内在的无限的自由的心灵。"目光语所传达的极为细微、深邃、美妙、复杂的思想感情，有时连有丰富表现力的有声语言也无法胜任，无法替代。首先要注意目光的投向。目光注视的部位不同，表明双方的关系不同，投入的信息也不同。亲密的注视，是注视对方两眼与胸部之间的三角形区域。社交的注视，目光停留在对方的双眼与腹部之间的三角区。注视部位：护士注视患者以双眼为上线，唇心为下顶角所形成的倒三角区，注视的角度最好是平视；目光注视对方时间的长短，也是很有讲究的。长久不注视，则被认为是冷落对方，或者是对对方不感兴趣；长时间地盯着对方，也被认为是失礼的行为，或者是向对方挑衅。刚一注视就躲闪，则被看作是胆怯和心虚。若想与别人建立良好的默契，在注视的时间上，护士与患者注视不少于全部谈话时间的 30%，也不能超过 60%。当他对对方非常重视，或者在谈严肃的话题时，一般是"正视"；当他对某人表示轻蔑或者反感，就会采用斜视，所谓"白眼"；当他对某人毫无兴趣，甚至厌恶，就会采用耷拉眼皮的姿势。这都是很有讲究的。

（2）微笑。它是世界上最美丽的表情，是世界上最动听的语言。古希腊哲学家苏格拉底说过："在这个世界上，除了阳光、空气、水和笑容，我们还需要什么呢？"微笑，传递着快乐、真诚、信任、鼓励、欣赏、关怀或安慰；微笑，缩短了心与心的距离；微笑，让爱在空气中流淌。护士的微笑就如圣洁的白莲，赶走痛苦和泪光，迎来芬芳和安宁。一个有修养的护士，要掌握笑的分寸和场合。当患者伤感时收敛笑容，是同情对方的表现；伴随患者一起微笑是会意的表现；询问病情时面带微笑，是关心体贴的表现。在运用微笑传情达意时，要注意自然、得体。微笑是内心情感的自然流露，切不可虚伪做作。

2. 首语

首语是人体头部动作所传递的信息如低头、抬头、摇头、点头等。通常情况下，点头表示致意、同意、肯定、理解、顺从等；摇头表示不满、反对、否定、无可奈何等。低头表示顺从、听话、委曲等。首语的运用，要做到这样几点：一是动作要明显，尤其是当它发挥替代功能时，如到底是点头还是摇头，动作要稍大些，让对方看清，正确领会。二是注意配合与有声语言使用。如点头时配合一个"嗯"，就不至于误会。也可以配合其他体态语使用。

3.手势语

手势语是人体上肢所传递的交际信息。手势是体态运用中最具表现力的非语言手段，具有很强的象征性。手势按其作用可分为指点手势、象形手势和情意手势三种。指点手势有指示具体对象的作用，即说到什么指点什么。例如，演说中讲到方向、方位、高低时，或说到某些具体事物时，用手指点比划一下，就可以加深印象。象形手势有描绘具体形象的作用。例如说"脸肿得像个皮球"，两手即圈成球状等。情意手势具有更强的象征性，例如用右手握拳举过头部，可以表达团结、决心、誓言等多种情感含义。

4.体姿

体姿是人的身体的各种姿态所传递的信息。如人的坐姿、立姿、步姿所传递的信息。在人际交往中，无论举手投足、站立坐停、行走活动，都会在一定程度上透露人的内心活动。我们的姿态、动作节奏，同面部表情一样会因我们的情绪而变化。一般认为：在胸前交叉双臂，是一种自我保护或防卫的姿态，也可能表示不愿意与人过分接近；如果一条腿不时地轻微抖动，可能表示有不耐烦的情绪或另有事要干，希望沟通早点结束；坐着时，双手重叠，放在膝盖上，表示心情比较自然舒展。为促进有效的护理沟通，护士应持端庄、稳重的风度，伶俐、敏捷的举止。直立时，双手前握，或自然下垂；端坐时，双手重叠，放于膝上。护士应注意培养自己良好的职业行为习惯。（具体内容见第九章）

（二）人体触摸

人体接触抚摸是非语言沟通的特殊形式，包括抚摸、握手、依偎、搀扶、拥抱等。其所传递的各种信息，是其他沟通形式所不能取代的。

1.人体触摸的沟通作用

科学研究表明，触摸在人类的成长和发展中起了重要的作用。心理学家们发现，常在亲人怀抱中的婴幼儿能意识到同亲人紧密相连的安全感，因而啼哭少、睡眠好、体重增长快、抵抗力较强，学步、说话、智力发育也明显提前；相反，如果缺少或者剥夺这种皮肤感觉上的"温饱"，让孩子长时间处于"皮肤饥饿"状态，则会引起孩子食欲不振、智力迟缓，以及行为异常，如咬手指、啃玩具等。

在医疗护理工作中，触摸与护理沟通关系也很密切。触摸是评估和诊断健康问题的重要方法。如为患者进行皮肤护理时的触摸、握住患者的手臂搀扶他步行时的触摸，都给患者提供了这样的信息："我在关心你，我将帮助你。"有时，在不适合用语言表示关怀的情况下，可用轻轻的抚摸来代替。触摸减少患者的孤独感，可使不安的人平静下来。对听力或视力有障碍者，触摸可引起对方注意，起到加强沟通的作用。通过触摸老年患者，可帮助他们感受温暖、面对现实。在重症护理单位，触摸可使与家属失去联系的患者感到医护人员就在他们身边，关心照料着他们。在儿科病房，必要的抚摸、拥抱可使烦躁、啼哭的婴幼儿安静下来，并能促进婴幼儿身心得到较好的发展。事实表明，伴有语言沟通的抚摸比单独语言安慰更能使孩子平静下来。因此，触摸是用以补充语言沟通及向他人表示关心的一种重要方式。

2. 人体触摸在沟通中的应用

尽管触摸有其积极的作用，但在有些情况下，触摸反倒有负性作用。因为，不同的人对触摸有不同的反应，并且，有时触摸者(如医生、护士)与接受触摸者(如患者)对触摸的理解并不一致。其影响因素有性别、社会文化背景、触摸的形式、双方的关系及东西方的礼节规范等。因此，医护人员在如何运用触摸的问题上应保持敏感与谨慎。

(1)根据不同的情景采用不同的触摸形式。只有采取与环境场合相一致的触摸，才有可能得到积极的结果。如一位母亲刚被告知其儿子在车祸中受重伤正在抢救，此时，护士紧握她的双手，或将手放在其手臂上，可得到较好的反应。如果患者正在为某事而恼火甚至发怒，此时去抚摸他，便会引起反感，不会得到好的反应。

(2)根据患者特点，采取其易于接受的触摸形式。从中国传统习惯来看，女性与女性之间的抚摸比较容易取得好感，因此女护士与女患者之间沟通时伴随轻轻抚摸可以表示关切和亲密，效果较好。对于异性患者的抚摸则应持慎重态度。抚摸幼小儿童患者头面部，可以起到消除紧张，使患者安心的效果；如果抚摸年龄较大男孩子的头面部，便会引起他的反感。

(3)根据沟通双方关系的程度，选择合适的触摸方式。例如：礼节性地握一下手，可以用于一般的社交场合，双方关系很浅，甚至第一次见面时都可使用。如轻轻拍一下对方的手背或肩膀，则关系就显得亲密些。如双手紧握，甚至拥抱，其亲密程度更深，往往表示强烈的情感。

总之，在选择触摸形式时，应避免选择那些比对方所期望的更具亲密性的形式，即沟通双方对于触摸形式所显示的有关信息应基本保持一致，方能起到较好效果，否则便会造成反感和误解。所以，在选择和使用人体触摸的沟通方式时，应十分注意观察对方的反应。一旦发现效果不佳或有所误解时，应立即调整，或结合使用语言交流来加以弥补或纠正。

(三)空间距离

在非语言沟通中，空间距离也能传递重要信息。

1. 人对空间距离的需要

我们每一个人都生活在一个无形的空间范围圈内，这个空间范围圈就是他感到必须与他人保持的间隔范围，它向一个人提供了自由感、安全感和控制感。这种个人需要的空间范围圈也称为个人空间。它的存在本身便是一种人际关系信号，要求相互承认并得到尊重。

在医疗机构内，我们同样需要重视空间范围圈的问题。当患者进入医院或某个卫生机构后，他们不得不在一个完全陌生的环境中生活。并要与一些完全陌生的人建立生活上的联系。医护人员可以随意地闯入患者的空间范围圈，并对患者进行诊断性检查和治疗护理，这些都侵犯了患者空间范围圈的私人性。例如：病床与病床之间用布帘相隔；允许患者在个人领域内拥有一定的控制权，如门窗的开关、窗帘的闭合与打开，以及床边物品的放置；对直接或间接影响患者活动的操作给予必要的说明和解释；尊重患者的隐私需要，进行检查治疗时，尽量避免暴露患者的身体，必要时使用布帘或屏风进行遮挡等，将患者对其空间范围圈不得不受到侵犯时所产生的不适感降到最低程度。

2. 人际沟通中的距离

美国心理学家霍尔将人际沟通中关于距离的应用划分为亲密距离、个人距离、社交距离和公众距离四种。

（1）亲密距离（50 厘米以内），一般只有感情非常亲密的双方才会允许彼此进入这个距离。在此距离谈话常是低声的，或者是耳语。话题往往非常私人性，甚至议论一下天气，也会带有强烈的感情色彩。在这个距离内，人们的沟通不仅限于言谈话语，而且也包括身体接触，如保护、安慰、爱抚等。

在医疗护理工作中，某些护理操作必须进入亲密距离才能进行，如口腔护理、皮肤护理等。此时应向患者解释或说明，使患者有所准备并给予配合。否则会使患者产生不安和紧张心理。

（2）个人距离（50～120 厘米），这也是比较亲近的交谈距离，如促膝谈心等等，适用于亲朋好友之间的交谈。如果一般关系的人进入这个距离交谈，往往表达了希望进一步发展关系。如果一方靠近，而另一方迅速离开这个距离，则表达了对于发展关系的拒绝态度。

在医疗护理中，护士在与患者交谈，了解病情或向患者解释某项操作时，常采用这个距离以表示关切、爱护，也便于患者听得更清楚。

（3）社交距离（1.2～4 米），这是正式社交和公务活动常用的距离。此时双方已从握手的距离拉开，唯一的接触是目光的接触。说话的音量中等或略响，以使对方听清楚为宜。

在医疗护理工作中，医护人员站在病房门口与患者说话时，在查房中站着与患者对话时，常用此距离。另外，医护人员之间在讨论病案或作健康评估时，也常用此距离。

(4)公众距离(4 米以外),这是人们在较大的公共场合所保持的距离,常出现在做报告、发表学术演说等场合。此时一人面对多人讲话,声音响亮,非语言行为如姿态、手势等常比较夸张。

在医疗护理工作中,医护人员对患者或群众进行集体的健康宣教时,在大交班中面对整个病区医护群体做交班报告时,或在给实习生做小讲课时,常采用此距离。

对医护人员来说,在不同的情况下,要保持对距离的敏感性,重视距离在沟通的有效性和舒适感中所起的作用,通过距离的选择应用,以表现对患者的尊重、关切和爱护。

# 第三节 其他沟通形式

随着时代的发展和科技的深入,沟通形式也变得多种多样,我们主要讲述书面语沟通和电子媒体沟通两种形式。

## 一、书面语言沟通

书面沟通是具有一定的行文和格式的文字表达沟通方式,可以书面保存,因此可以不受时间、空间的限制,不会因人际直接接触的终止而中断或消失。在护理专业工作中,书面沟通具有不可取代的重要作用。

(一)书面沟通的目的和作用

1. 交流作用

这是书面语言最本质的主体作用。例如护士通过护理病历、护理记录等护理文书的书写(无声语言),可以为不同班次的护士同行及医疗组织中其他医务人员提供有关患者的基本资料,使大家都能不受时间限制地阅读了解患者的情况和需要,从而保持医疗护理工作的连续性和完整性,协调、配合完成健康服务的任务。护士还要通过阅读医生写的病历和病程记录等医疗文书,以全面掌握患者情况、执行医嘱并做好整体护理。至于护理学术论文、总结、卫生宣传文章等书面资料,可以在更大范围和更长时间内交流沟通。

2. 评价作用

各种护理文书及护理学术论文等书面材料,可以集中反映护士的专业能力和专业水平,是考核评价护理人员的基本依据;同时也是评价医院服务质量和管理水平的依据

3. 教育作用

护理病历、记录等专业文书及学术论文等资料,作为护士书面语言沟通的

"产品"，对于护校学生和青年护士来说，是最好的、最生动的学习资料，从中可学到许多在课堂上学不到的实践经验。护理教育，特别是各门护理临床专业课程的教学，都可以源源不断地从护理病历、记录等护理文书和护理学术论文中获得最新鲜、最生动的教学实例，从而可以大大丰富教学内容。

4. 研究作用

护理病历、记录等护理文书为护理学术研究提供了最基本的临床资料积累，是创新性护理研究的基础。

5. 法律作用

如体温单等，可以作为法律的证明文件。特别是出现医疗事故和纠纷时，这些原始资料便是法庭认可的客观证据。

6. 统计作用

护理文书可为流行病学调查及其他医疗卫生统计和护理统计提供必要的数据资料。

（二）护理书面沟通的原则要求

鉴于书面沟通在护理专业工作中的特殊作用，护理人员在进行这种沟通时，必须遵循以下原则：

1. 准确性原则

护理工作中书面沟通直接关系到服务对象的健康和生命安全，各种护理用文的书写、记录等都必须做到真实可靠、准确无误，应排除任何没有根据的主观推测和个人偏见。例如书写护理记录时对于各项护理操作都必须严格按实际完成的时间、情况如实填写。

2. 规范性原则

护理工作中的各种文书、表格的设置，大多有通用型格式，其项目及书写方式都有一定的规范，都是护理科学性的体现。例如每个护理诊断都有其特定的诊断依据和相关因素，是严密的科学体系，书写时必须合乎规范。

3. 完整性原则

护理文书资料应该是一个严密的整体。例如在护理病例中，每确立一个护理诊断就必有相应的护理目标和护理措施；每设立一项护理措施，就必有相应的实施记录和效果评价等；前后应联系呼应，不能有所缺漏。一份完整的病历，不仅是治疗护理过程的实录，而且是处理医疗护理纠纷的法律依据，因此不能涂改；眉栏、页码等都必须按规定填写完整。

4. 科学性原则

以上准确性、规范性、完整性等原则，都是科学性最起码的要求。任何护理文件，乃至护理论文、总结报告等，若在准确性、规范性和完整性方面有问题,其科学价值就会大为降低,甚至完全丧失。另外,科学性还有更深层次的含义。因为护理专业本身就是一门科学,而进行书面沟通时,需要理性思考和事实阐述,都必须符合科学性原则,不能违背护理专业本身的科学原理和科学规则。

在护理书面沟通中,我们要遵循以上原则,避免出现偏差甚至酿成医疗纠纷和事故。

## 二、电子媒体沟通

在当今的信息时代,随着计算机技术和各种数码技术的利用,电子媒体沟通在护理沟通中也越来越普及。它的表现形式既非口头传递,亦非文字传递,而是数码符号传递,这种传递的工具包括电报、电话、广播、电视、网络等多种电子媒体。因为这些沟通方式的及时、迅速、方便及不用面对面沟通等特点,在护理沟通中起到重要作用。我们主要谈谈网络和电话沟通在护理沟通中的应用。

（一）网络沟通

网络沟通是指通过基于信息技术(IT)的计算机网络来实现信息沟通活动。主要由即时通信、电子邮件、网络电话、网络传真、网络新闻发布等沟通形式。

1.网络沟通的优点

随着网络的应用和普及,越来越多的人采用网络进行沟通。

(1)效率高。通过邮件、即时聊天工具可以进行迅速的沟通。

(2)考虑问题全面。有足够的时间来运用语言及分析语言。

(3)能与多方进行同时沟通。

(4)不用面对面沟通。能让不熟悉的交流双方更加放松。

2.网络沟通的缺点

网络沟通也存在着不可避免的缺点:

(1)建立信任较难。要通过多次的沟通才可能建立信任关系。

(2)文字表达更具策略性。网络沟通容易掺杂伪装的信息。

3.网络沟通的礼仪

在网络沟通中,同样要遵守相关的礼仪:

(1)尊重他人的隐私不要随意公开私人邮件、聊天记录和视频等内容,尊重他人的知识。

(2)使用电子邮件时,主题应当明确,不要发送无主题和无意义主题的电子邮件;注意称呼,避免冒昧;当与不熟悉的人通信时,请使用恰当的语气、适当的称呼和敬语;在病毒泛滥的今天,不要随意转发电子邮件,尤其是不要随意转发带附件的电子邮件。

（3）使用即时通信时，注意不要随便要求别人加你为好友，除非有正当理由；在别人状态为"忙"的时候，不要打扰；不要随意给别人发送不加说明的链接或来历不明的链接，以免让他人的电脑感染上病毒。

4.护理沟通中的网络应用

在护理沟通中，由于网络的方便即时等优点，在某些形势下，也成为较好的沟通方式。

（1）患者随访，上门随访患者需要大量的人力和物力，通过网络可以方便地获取患者的信息。如了解患者的服药情况、康复情况等。

（2）健康教育　可以利用邮件就一个主题对患者进行宣教和指导，也可通过即时对话回答患者的问题，有针对性地给予健康教育和指导。

（3）就某些隐私问题进行沟通时，如涉及到性、心理问题时，某些患者更愿意采用网络沟通，以避免当面交流的尴尬。

（4）和某些不愿透露自己信息的患者沟通，如药物滥用患者、离婚者等。患者不愿意透露身份，也不愿将自己暴露时，通常也会采用网络与护理人员进行沟通。

（二）电话沟通

电话已经成为现代主要的通讯工具之一。电话具有传递信息迅速、使用方便、失真度小、使用方便等优点，在护理沟通中，经常被采用。在电话通话的过程中，同样需要电话的使用常识和素养，主要有以下几个原则：

1.时间掌握原则

为了不打扰他人正常的休息和生活，打电话的时间一般避开吃饭的时间、早晨7点以前及晚上10点半以后。电话交谈的时间一般以3～5分钟为宜，如果一次占用5分钟以上时间，应该首先说出自己打电话的目的，并问一下："您现在和我说话方便吗？"如果对方不方便，就和对方另约一个时间。

2.起始语控制原则

起始语控制原则是指电话接通后的第一句话的语言要求，首先，你应该在对方还没有开口问你姓名之前，就报出自己的身份或姓名。

3.语气语调控制原则

电话语言艺术，不仅要坚持"您好"开头，"请"字在中，"谢谢"结尾，更重要的是必须控制语气语调。

4.情绪控制原则

情绪控制是指心情不佳时或事情很急时，通话人希望能用最简短的语言，最快的速度解决问题时的语言控制。

打电话的艺术，除了上述讲的时间控制，起始语控制和情绪控制外，还应注意在和患者通话时，不论你是主叫或被叫，最好在谈话结束后，听到对方确实把话筒放下后才把电话挂断，这也是打电话中应有的礼貌。

在护患沟通的过程中，护理人员要根据具体情况，选择合理的沟通交流方式，达到沟通效果。

# 第四节　沟通的伦理要求

伦理(ethics)一词包含了"伦"和"理"，"伦"，即人伦，引申为人与人之间的关系，"理"意为事理、道理、规则。"伦理"顾名思义就是"人与人之间关系的原理"，即"人伦之理"、"做人之理"。我国古代思想家孟子曾提出"父子有亲，君臣有义，夫妇有别，长幼有序，朋友有信"的"五伦说"，实际上就是阐述了处理人与人之间五种主要关系的基本行为准则。沟通是协调各种关系的重要途径和手段，在护理沟通过程中，也必先以伦理道德为基础，才具有正当合理性，伦理道德不仅为护理沟通确立价值导向，而且也为其提供行为规范和准则。

## 一、伦理在护理沟通中的地位和作用

护理是一项助人的医学专业，有着独特而深厚的道德属性。护理工作往往需要护理人员全面深入地介入患者的生活场景，与患者生活密切接触，以仁爱之心关怀照护遭受疾病困扰的患者。从这个角度讲，护患关系的伦理性质，决定了伦理道德在护理沟通中具有重要的作用。

(一)伦理道德是护理沟通的思想基础

思想是行动的先导，人们的行为总要受到目的和动机的支配。护理沟通首先存在一个"为什么"的问题。是一切从患者的利益出发，更好地护理和关爱患者；还是仅仅为了完成任务，不负责任地敷衍患者而与患者交流，这是两种不同的价值取向，前者是合乎伦理道德的，后者有违伦理道德。人们是否从伦理道德的愿望出发施行沟通，产生的沟通效果是截然不同的。

(二)伦理道德构建医患沟通的良好氛围

承认患者的道德主体地位，在尊重其人格、尊严和自主权利的基础上进行沟通。护理人员坚持患者至上的伦理道德观，急患者所急，想患者所想。全面了解和掌握患者的疾病状况、个性特点、生活习惯、家庭文化背景、社会经历，就能贴近患者，有的放矢实现良好的沟通。

（三）伦理道德防范和化解医患矛盾和纠纷

护患沟通的主要作用：一是了解患者的相关资料。通过沟通了解患者的需要、愿望、疾病及家庭社会背景，收集病情和病史资料，反馈患者的心理状态和身体情况；二是解释说明，教育指导，改变行为。护理人员向患者说明病情及治疗护理情况，使其理解治疗护理方案，自觉遵从合作。通过沟通影响患者的知觉、思想及态度，进而改变其行为；三是建立和改善护患关系，增进彼此的理解，减少双方的矛盾冲突，患者想从沟通中得到的是知识、信息、理解、同情、体谅、宽慰、疗效等。当彼此的沟通期望无法实现时，护患之间就会产生矛盾冲突，而当这种矛盾激化、不得不借助行政或法律手段加以调解时就酿成医患纠纷。

（四）伦理道德提供护际沟通的行为准则

伦理道德是调整和处理人际关系的行为规范，护际沟通是特殊的人际互动行为，两者之间具有共通性。伦理道德在一般人际交往层面提倡真心诚意、与人为善、文明礼貌、豁达谦让、宽容大度、平等尊重、言而有信等道德要求，以及在医学职业领域要求的仁慈博爱、一视同仁、知情同意、保守秘密、行为端庄、语言温文、技术精湛等职业规范。伦理道德对于保证护患沟通的顺利进行，具有重要意义。

## 二、护患沟通的伦理原则

护理良好的沟通不仅需要有效的交流技巧、语言艺术、认知基础、心理共鸣，还需要高尚的道德修养。在护患沟通中，护患双方必须遵循的伦理原则有：

（一）以人为本，发扬人道

人乃万物之本，"天覆地载，万物悉备，莫贵于人。"祖国传统医德历来强调"医乃仁术"，行医当以仁为本，仁爱救人，仁至义尽，同情、关心、体贴患者；真正实行以患者为中心的医疗，"一切为了病人，为了病人的一切，为了一切病人"。惟有如此，护患之间才有沟通的基点和契合点。

（二）平等公正，诚信尊重

护患相处，首先应该讲人格的平等，彼此尊重对方的信仰、意志、行为、性格、习惯等。特别是护理人员不能因为患者亲疏有别、地位高低、容貌美丑、钱财多寡、病情轻重而态度不一，只有把患者放在和自己平等的位置上看待，对患者一视同仁，才能营造沟通的良好氛围。平等公正的伦理原则，还要求护患间权利、义务的对等性、统一性和平衡性。诚信包括诚和信两方面："诚"即诚实、诚恳。真实不欺的品质要求人有真心、真言、真行，真诚地待人处事，反对欺骗和虚伪。"信"即信用、信任，指遵守诺言的品德。它要求在沟通过程中对自己说过的话负责，要言而有信，诺而有行，行而有果，以信用取人。

（三）举止端庄，语言文明

举止端庄和语言文明既是一般人际交往理应遵循的行为准则，也是医学职业道德的传统规范。两千多年前古希腊名医、西医学之父希波克拉底就说过："医生有两件东西可以治病，一是语言，二是药物。"我国唐代医家孙思邈在《大医精诚论》中谆谆告诫医者："夫大医之体，欲得澄神内视，望之俨然，宽裕汪汪，不皎不昧。……夫为医之法，不得多语调笑，谈谑喧哗，道说是非，议论人物，炫耀声名，訾毁诸医，自矜己德。"新中国一代医圣、协和医院已故的张孝骞教授也强调："仪表端庄，和蔼可亲，主动周到，不仅是一般服务态度问题，而且是临床工作需要。"语言是沟通医患心灵的桥梁，是彼此交流思想情感的纽带。

良好的语言，得体的举止，是协调护患关系，沟通情感，实现良好沟通的基本条件和重要保障。

（四）知情同意，隐私保密

知情同意是现代医疗实践中十分强调的一项伦理原则。知情权和选择权是患者的权利，作为一项伦理原则，它要求医务人员详细而真实地向患者告知有关诊断结论、病情预后、治疗目的、方法，可供选择的治疗方案及其利弊和费用开支、预期疗效、不良反应及治疗风险等等，让患者在不受任何指示、干涉、暗示、引诱的情况下，自由自主地选择诊疗方案。

知情同意的目的在于尊重患者自主权，鼓励医患双方理性决定、协作配合、责任分担。为此，临床上建立了输血同意签字制度、化疗同意签字制度、病重病危通知签字制度等。

知情同意原则的实践运用，依赖于沟通的良好基础，又促进护患双方的沟通。要实现真正的知情同意，就要求医务人员及时、耐心、细致、负责、充分地告知和解释有关病情和医疗信息，而且要通过良好的沟通技巧，使患者理解医者的告知，作出合理的判断和决策。例如护理人员给下病危患者的儿子的通知单：

护士：这是病危通知单，拿着。

家属（难过，小声问）：护士，那还有治不？

护士：医生不都跟你说了嘛，你看，都下病危了，没几个能活得了的，有钱就治几天，没钱就赶紧拉回去，治不治都一样，还是赶紧准备后事吧。

家属（更加难过，流泪，沉默）：……

很明显在这个知情同意的沟通过程中，存在着沟通不良的问题，虽然护士把"患者病危"这个事实告知了家属，但家属患者没有从护士这里得到需要的安慰、支持和鼓励，而是冷冰冰的陈述。还有的医务人员知情同意不及时，更换输液方案不告知，术中更换手术方案不告知，造成医患纠纷；还有的医务人员习惯于让患者家属知情同意而无视患者本人的意愿，以致发生悲剧。又如一位产妇难产，其丈夫胆小怕事，逃避剖宫产签字，而医院不顾产妇苦苦哀求手术，消极等待，最后导致产妇子宫破裂，母子身亡。这些都值得医者深刻反思。

隐私保密是一项传统的医德规范，在护理沟通中也应遵循。比如，由于社会上存在一些对艾滋病患者的歧视现象，艾滋病患者通常不愿暴露自己的身份和信息。某艾滋病患者因患胃溃疡入院，在沟通时，当护理人员做出承诺后才将信息透露给护理人员。但该护理人员不顾患者的隐私及自己的承诺，立即给患者调换床位，并告知给所有的医务人员，引发护患冲突，极大地损害了护理人员的形象。

☞ 【案例分析】

陈先生，45岁，已婚，是某企业的高级管理人员。与妻子和14岁的女儿住在一起，家庭幸福。因全身乏力、咳嗽、咳血丝痰1月余，在太太一再催促下来院诊治。医生怀疑是肺癌而收治入院，住内科单人病房，准备作进一步详细检查以明确诊断。患者对自己的病很担心，不停在房间踱步，且失眠。李护士是陈先生的责任护士，在进行入院指导和这几天的检查过程中，已与陈先生交谈过几次，相互已比较熟悉，而且已初步建立了信任关系。今天上午，陈先生经纤维支气管镜活检已被确诊为肺癌。李护士听到这个消息后也很难过并注意观察李先生的表现。她发现陈先生一直蒙着被子睡觉，太太一直在旁边暗暗哭泣，于是决定下午与李先生沟通一次，试图减轻患者的痛苦。

问题：1. 李护士最好采用哪种交谈形式？
　　　2. 在和陈先生的沟通中，如何使用非语言沟通？

### 思考与练习

1. 每两个学生为一小组设计护理指导性交谈。每组学生中，学生甲扮演护士，学生乙扮演患者，在小组内进行护理指导性交谈表演，然后每组选出一对选手在班级进行角色扮演竞赛，最后全班评议优胜者并加以鼓励。

2. 每人构思一篇面向一般群众（老人、妇女、成人或儿童等）的卫生宣教演说，然后组织一次演说比赛。先每人在小组内演说并相互评价，再选拔优秀者参加全班比赛，全班评价。可事先按演说构思技巧和表达技巧的不同项目，设计评价表格、评价等级和分值，然后发给评判者（推选若干评委或由全班同学评价）平等赋分，最后统计分数评出优胜者。

（周俊）

# 第五章 护士的交谈沟通

## 学习目标

1. 了解护士交谈沟通的类型与方式。
2. 熟悉交谈沟通的层次。
3. 掌握护士应具备的语言修养。
4. 掌握护士交谈沟通的技巧，并在护患交谈中综合运用这些技巧。

## 名言导入

有效的沟通取决于沟通者对议题的充分掌握，而非措辞的甜美。

————葛洛夫

交谈是人们借助一套共同规则交流情感、互通信息的双边或多边活动。它是靠语言、非语言和倾听艺术构成的一种现代文明社会的沟通方式，据国外研究报道，在沟通行为中除倾听占40%外，交谈为35%。交谈是一种特定的人际沟通方式，通常以交换信息或满足个体需要为目的，至少由两个人采取谈话的形式来完成。

人们通过交谈了解未知的信息，交流已知的信息；通过交谈增进相互间的关系；通过交谈协商解决各种问题，进行合作；通过交谈缓冲人际间的各种矛盾，改善人际关系。因此，学会交谈，对于立足于现代护理岗位，建立有效的护患沟通，正确处理护患关系是有益的。

## 第一节 护理人员交谈沟通的类型和方式

护士的交谈沟通具有一般性交谈的共同特征，但更主要的是具有明确的专业目的性，即为服务对象解决健康问题，促进康复，减轻痛苦或预防疾病。护士的交谈内容可以是非常广泛的，可涉及生理、心理、社会、经济、文化等方面，但这些内容都与健康、疾病有关。在交谈中，护理人员通过提问和回答，引导交谈围绕主题展开，从而达到沟通目的。

## 一、护理人员交谈沟通的基本类型

(一)依据交谈的目的分类

1. 发现问题式交谈

这种交谈的目的旨在收集资料，发现问题，强调将话题聚集在如何找到问题上，为解决问题确立目标，评估与评价时常用。

2. 解决问题式交谈

这种交谈的目的侧重于针对已发现的问题，探讨解决问题的策略、办法和举措。护理措施实施时常用。

(二)依据交谈的方式分类

1. 封闭式交谈

交谈双方的地位是发问者主动，被问者被动，提出的问题具有明确的目的性。

2. 开放式交谈

发问者只提供主题和引导交谈而成为被动角色，被问者因所答内容广泛、开放，而处于主动地位。

(三)依据交谈的职业特性分类

1. 评估性交谈

评估性交谈即互通信息性交谈。交谈的主要目的是获取或提供相关信息，交谈双方所关注的是信息的内容，较少强调关系和情感。如患者入院交谈、病史采集交谈等。

2. 治疗性交谈

治疗性交谈是护士为患者提供健康服务并解决问题的一种手段。治疗性交谈主要是为帮助患者明确自身问题，克服个人的心理障碍，从而达到减轻痛苦，促进康复的治疗性目的。交谈过程中强调支持性的关系。治疗性交谈有两种基本方式。

(1)指导性交谈是指护士凭借自身较为丰富的专业医学知识、经验和专长，为患者剖析病因、评价病情，并提出适当的诊治方法的交谈。指导性交谈的特点是可以充分发挥护理人员的专业知识能力。由于交谈时用于磋商和协调的时间较少，因此，其优点是交谈进程快，比较节省时间；其缺点是患者主动参与较少，只能处于被支配的地位，对患者来说容易增加其心理压力，甚至会有因护士的治疗方法不符合患者而造成伤害。所以，运用指导性交谈的前提是对患者的基本情况(包括心理状况、文化背景、习惯爱好等)十分清楚。在确认对患者有利的情况下方可使用；或在目标简单明确、涉及范围小的情况下也可使用。

（2）非指导性交谈是一种商讨式的交谈。其基本观点是承认患者有认识和解决自己健康问题的潜能，鼓励患者积极参与治疗和护理过程，主动改变过去对自身健康不利的行为方式。在非指导性交谈中，患者与护理人员处于较平等的地位。患者有较多的自主权，感到自己受到尊重，参与了决策，因而能积极并自觉地按照决策去实施，主动改变行为方式以利康复。另外，通过护患双方商讨或沟通，错误决策的机会也较少。非指导性交谈的缺点是比较费时，在工作忙时较难实行。

在临床实际工作中，评估性交谈与治疗性交谈不是互不相关、截然分开的，而是互相渗透的，进行有目标的治疗性交谈时，也可获得新的信息。

## 二、护理人员交谈沟通的方式

### （一）个别交谈与小组交谈

#### 1. 个别交谈

个别交谈是指在特定环境中两个人之间所进行的信息交流。一般两个人就某些问题相互讨论，商量研究。个人交谈内容是最重要，交谈的主题明确，需要双方就某个问题做出适当的反馈，如目光接触、耐心倾听、适当发问和阐述观点。如临床中手术前签署手术同意书时医患间的交谈，护士进行青霉素试验前评估患者时的交谈等。

#### 2. 小组交谈

小组交谈指至少三人或三人以上的交谈。为了保证效果，参与人数最好控制在 3~7 人，最多不超过 20 人。如医院为患者会诊成立的治疗小组；教师组织学生进行某一项操作的心得体会讨论会；守候在手术室外的几位家属对手术进行评论的临时交谈等。

小组交谈的人较多，主题不易把握，谈话的内容容易受干扰。如谈话的目的性较强，这时需要小组中的组织者善于采取各种有利于交谈的方式，交谈时需选择时间、地点和做好相应准备，才会使交谈获得成功。

小组交谈要获得成功，首先取决于交谈者的态度是否坦率、真诚。其次，应该注意交谈的气氛平等、和谐。再次，要顾及到所有的交谈者。要学会怎样细心地倾听，怎样有效地交流。总之，通过小组交谈，交谈者能了解更多自己和别人的情感及其他信息。

### （二）面对面交谈与电话交谈

#### 1. 面对面交谈

护理人员所进行的交谈多为面对面交谈。由于交谈者双方都在彼此的视觉范围内，同处于一个空间，交谈就可以借助身体、表情和手势的帮助，使交谈双方尽可能准确、完整地表达和明了各自的意思，使交谈达到或基本达到预期目的。

### 2. 电话交谈

电话交谈可以被认为是在更大的空间范围内进行的面对面的交谈。护士对患者的健康指导，患者向护士进行疾病或心理咨询，在许多情况下是用电话进行的。如患者家属来电话了解患者的病情；患者出院之后护士对患者回访。由于交谈的空间扩大了许多倍，使交谈双方都远离彼此的视觉范围。电话交谈完全倚仗各自的谈吐，电话的声音代表了你的全部。所以在电话交谈时，声音力求清晰平和，不论你当时的心境如何，是否正忙得不可开交，接电话时都应该始终采取热情、温和、真挚的态度。

## 三、交谈沟通的层次

鲍威尔（Powell）认为，沟通大致分为五个层次：一般性的交谈、陈述事实的沟通、分享个人的想法和判断、分享感觉和沟通的高峰。

### （一）一般性交谈

一般性交谈是最低层次的沟通，是一般肤浅的、社交应酬开始语，如"你好"、"今天天气真好"、"你吃过饭了吗?""我很好、谢谢"之类的口头语，这种话在短时间内使用会有助于打开局面和建立友好关系，没有牵扯到感情的投入，但这种沟通使对方沟通起来觉得比较"安全"，因为不需要思考和事先准备，精神压力小，而且还避免发生一些不期望发生的场面。但护患双方不能长时间停留在这个层次，否则影响患者资料的收集和护理计划的实施。一般多用于护士与患者第一次见面时的寒暄话，在开始时使用有助于打开局面和建立信任关系，通过这种一般性交谈打开话匣子，进行深一层的交谈。

### （二）陈述事实

陈述事实是一种只罗列客观事实的说话方式，不加入个人意见或牵扯人与人之间的关系，是护士与患者在工作关系时常用的沟通方式。如"小李，你好，明天早晨留一下大便标本，不要太多，蚕豆粒大小即可，八点以前放到护士站"；"昨天李医生给我做了手术，今天我……"；以及护士做自我介绍，向患者介绍住院环境、作息时间等。在此层次，主要让陈述者陈述，他人或护士不要用语言或非语言性行为影响他继续往下讲。这种沟通方式对护士了解患者是非常重要的。当发现对方以这种沟通方式沟通时，应耐心倾听，以促使他能够多表达一些信息。

### （三）交流看法

交流看法是比陈述事实又高一层次的沟通，是分享个人的想法和判断。当一个人开始使用这种层次的沟通方式时，说明他已经对双方有了一定的信任感，因为这种沟通交流方式必须将自己的一些想法和判断说出来，并希望与对方分享。如"我的病治了这么久还没好转，是不是应该换个医生了？""我动了手术怎么还是感觉原来有疝气的地方还有一个疱，是不是李医生手术没做好啊？"等。在此阶段，护士要充分让对方说出自己的看法，注意不能流露出不同意、反对，甚至指责、嘲笑，否则，对方将会隐瞒自己的真实看法，不利于互相了解。尤其是对患者。如他说"害怕手术"，你说他"胆小"；他说"打针好痛"，你说他"娇气"；他对病有置疑，你说"你懂什么"。患者再也不会把他的看法告诉你，而又退回第二层次做一些表面性的沟通。

（四）分享感觉

这种交流是很有帮助的，只有在互相信任的基础上，有了安全感才比较容易做到，患者才会愿意告诉对方自己的想法和对各种事件的反应。所以，护士应以真诚的态度和正确的移情来帮助患者建立信任感和安全感。

（五）沟通高峰

沟通的高峰是指互动双方达到了一种短暂的"一致性"的感觉，或者不用对方说话就知道他的体验和感受。这是护患双方沟通交流所达到的最理想境界，这种高峰只需要短暂的时间即可完成，也可能伴随着分享感觉的沟通时自然而然地产生了。

以上五种沟通交流方式都有可能发生在护患交往中，在沟通过程中要顺其自然地使用沟通交流的方式，不要强求进入较高层次。另外，为了避免护士因为本身行为的不当而造成护患双方沟通不良，护士要经常评估自己的沟通方式，争取很快地取得患者的信任，达到高层次的沟通。

### 四、交谈中的沟通策略

在交谈过程中我们一定要注意沟通策略。

（一）准备交谈

无论是评估性交谈还是治疗性交谈，都是一种有目的的交谈，为了使交流成功，护士在交谈前应做细致周到的准备。具体内容有：

1. 选择合适的会谈时间

根据交谈的性质和目的，计划时间长短，再根据病情、入院时间、拟谈时间、护士工作安排等，选择护患双方均感方便的时间进行。

2. 明确访谈的目的任务

即为什么要进行交谈，要完成的任务是什么，必要时列出访谈提纲，使护患双方的交谈都能集中在主要问题上。

3.复习已有的病历资料

阅读病历以了解患者现在的和过去的病史、治疗经过以及有关本次病的诊治情况，必要时向其他医务人员了解患者的有关情况。

4.患者的准备

考虑患者的身体状况，如有无不适，是否口渴，是否需要上厕所等。此外，应为患者提供"心理稳定性"。

5.环境的准备

当进行较为正式的评估性交谈或治疗性交谈时，首先要保证环境安静，减少环境中可能造成患者分散注意力的因素，如关掉收音机或电视机；其次要为患者提供环境上的"隐秘性"，如关上门或挡好床旁屏风，可能的，最好要求其他的人离开会谈的地方；再者，会谈期间应避免进行治疗和护理活动，同时也要谢绝会客。

6.护士的准备

护士在会谈前要做好身体上和心理上的准备。护士应衣着得体，举止稳重、端庄，态度和蔼，让患者产生信任感。

（二）启动交谈（开场白）

年轻护士，尤其是护生，常因难于找到合适的话题缺乏开场白的艺术而不愿意与患者交谈。而护士在交谈之初就建立起一个温馨的气氛及表示接受的态度，会使患者开放自己并坦率地表达自己的思想情感，使交谈顺利地进行。如何很自然地开始交谈，可根据不同情况采取下列方式：

1.问候式

如："你今天感觉怎样?""昨晚睡得好吗?""今天的饭菜合口味吗?"

2.关心式

如："这两天天气变凉了，要多添点衣服。""你这样躺着，行不行? 要不要给你把床摇起来一点?"

3.夸赞式

如："您今天气色不错啊。""今天您看起来好多了!"尤其是对儿童，要多用夸赞式。

4.言他式

如："您在看什么书?""今天又谁来看你啦? 送的花真漂亮。"

谈话双方，只有先用这类话把交谈"发动"起来，然后才能转入正题。相反，如护士一见面就说"你看起来没什么病似的，到底是哪儿不好?"这样的开场白可能给患者不良的刺激。因此，开场白的使用一定要注意符合情境习惯，不可随心所欲。

（三）转入正题

在交谈过程中，有时会遇到一个难题，不知怎样将话转入正题。我们可以借鉴以下几种方法：

**1. 因势利导**

谈话开始，大家常常是用一些"平常话"，但此类话不能说得太多，太多会使人觉得乏味。因此，在适当时候，就应将谈话转入正题。为防止交谈对象感到内容来得突然，可以从一些与主题有关的生活小事谈起，然后因势利导，逐渐把交谈引入正题。如护士准备给患者进行床上洗发，护士说："今天天气很好，给拉开窗帘晒点太阳？"患者："好啊，这太阳挺舒服的。"护士："是啊，要不趁这好太阳，今天帮你把头发洗一下，可以不？"

**2. 暗示**

交谈时，常常出现这种现象：对方谈话离话题太远，而你的时间又有限，为此，我们可以用暗示的方法启发他回到正题。如当护士进行评估问到用药的"家族史"时，患者就家族谈了很多他们家庭的成员生病史，这时护士说："那也就是说你家里人没有出现过青霉素过敏的情况？"

**3. 提问**

提问可以把对方的思路适时引导到某个话题上来，同时还能打破冷场，避免僵局。但是，提问要有所准备，不要问对方难以应付的问题，如超出对方知识水平的学问、技术问题等；也不要询问别人的隐私，如财产、夫妻感情、对方爱人的相貌以及大家忌讳的问题。其次，要注意提问的方式。

（四）结束交谈

现实表明，一个巧妙适宜的结尾给人留下的将是留恋和美好的回忆。为了使交谈有一个巧妙适宜的结尾，我们应该讲究交谈的艺术。

**1. 见好就收**

恰到好处地结束交谈，这是交谈中不可忽视的最后一步。当双方的交谈转入正题以后，交谈者就应抓住时机，尽量使交谈的主题全面展开。当交谈的主题已经全面展开之后，交谈者就应该考虑结束谈话，也就是抓住双方情绪高涨时，见好就收。这样既不使患者感到疲乏和厌倦，也不会耽误护士很长时间。

**2. 善于把握时机**

当双方谈话的中心内容已近尾声时，谈话者要善于把握时机，结束谈话。如当护士在给患者进行治疗后，给患者进行健康教育，患者又开始谈一些其他的话题，护士想走又不太合适，这时患者来探视者了，此时，护士可说一声："我们这次就谈到这，你们俩谈吧！"

3.必要的重复和客气

在交谈结束时，为了强调谈话的内容，可以把重要的内容重复一下，但要言简意赅，突出重点。当交谈主要内容都已完成时，应认真诚恳道别。如：护士做完护理后，对患者说："我刚刚跟你讲的两点注意点都记得了吧？""谢谢您的合作，有什么事您再叫我。"

4.勿忘询问

在谈话结束时，不要忘记询问对方还有什么事没有。如"还有什么需要没？"这样既可以防止谈话内容遗漏，又显得友好亲切。

5.作好笔记

正式的专业性交谈，如治疗性交谈在结束后应补做笔记，如果需要在交谈中边谈边记，则应向患者作必要的解释，以免引起患者不必要的紧张。

以上是我们在交谈过程中的注意点及相应的策略，除此之外，在交谈过程中，态度也同样不容忽视。有利于交谈的态度有：充满兴趣、友善、面带微笑、情致高雅、谦虚、灵活多变、慎思、礼貌等。不利于交谈的态度有：武断、自恃优越、争执、无动于衷、含含糊糊等。

# 第二节　护理人员应具备的语言修养和交谈技巧

## 一、护士应具备的语言修养

语言可以反映出一个人的文化素养和精神风貌，无疑也是护士综合素质的外在表现，它不仅会影响护士的人际关系，也关系到护士在人们心目中的形象。古希腊著名医生希波克拉底曾说过，医生有两种东西能治病，一是药物，二是语言，护士也是一样，护理工作的对象是有思想、有情感的人，诚恳体贴的语言对于患者来说犹如一剂良药。护士在工作中，经常与众多不同年龄、性别、职业、社会地位、文化修养的人打交道，人们可以从护士的语言修养中评价护士并决定对其依赖的程度，因此，护士的语言修养甚为重要。

（一）语言的规范性

1.词汇要通俗易懂

只有接收的信息与发出的信息相同时，沟通才是有效的。因此，护士在与患者交谈时，应选用患者易懂的语言和文字与患者进行交流，用词要朴实、准确、明晰，讲话要口语化，忌有医学术语或医院常用的省略语。如，护士："你有无里急后重症状？"患者："什么叫里急后重？"

**2.语义要准确**

语义的基本功能在于表达人们的思维活动，词能达意。人们用语言表达某一事时，含义要准确，才能正确传递信息。

**3.语音要清晰**

语言本身是声音的组合，说话是让他人听的，因此要人听得清，听得懂，才能交流信息，沟通思想感情。护理人员应讲普通话，吐字清晰，要注意训练自己的语音，同时也要尽可能地掌握当地方言，以减少交流中的困难。

**4.语法要规范**

语言要符合语法要求，不能任意省略颠倒。如患者液体快输完了，巡视病房的护士对治疗护士喊叫"小张快来，5床快完了!"让其他人虚惊一场。作为护士，还要特别注意语法的系统性和逻辑性，不论是向患者还是家属交代事情，还是报告工作，反映病情，都应该把一件事的开始、经过、变化、结局说明白，不能颠三倒四，东拉西扯。

**5.语调要适宜**

我们说话内容的表达在一定程度上借助于说话的感情色彩，即语调的强弱、轻重、高低。这些语言中的声和调统称为"副语言"。说话者的副语言可以神奇般地影响信息的含义。同一句话，采用不同的副语言，可以有不同的含义。如轻声细语"该吃药了"和高声重喝"该吃药了"，效果截然不同。

**6.语速要适当**

谈话的速度可以影响护患间沟通交流的满意程度。护士在与患者交谈时，说话不能太快，太快会影响语言的清晰度和有效性，如同老师上课讲述速度过快学生反应跟不上是一样的道理。但也不宜过慢或使用过长的停顿。如患者问："护士小姐，我的病情是不是很严重，检查结果出来没?"护士停顿一会儿才说："结果可能出来啦。"患者可能会怀疑自己的病情被隐瞒。

**(二)语言的治疗性**

语言具有暗示和治疗功能，语言是神经系统的特殊刺激物，它能影响人的健康。护士的语言不仅可以给患者带来喜怒哀乐，而且与患者的健康关系密切。如果护士的语言能使患者得到心理上的慰藉，能使患者保持轻松愉快的心境，对患者的健康恢复必定会起积极作用。反之，如果护士的语言对患者形成了不良的刺激，以致引起患者的不愉快、不满甚至愤怒、恐惧、忧郁，这些负性情绪对健康的恢复会产生消极的影响，甚至会导致病情加重。由此可见，护士的语言既可治病，又可致病。因此，护士在与患者交谈时，应时刻想到如何增强语言的治疗作用。要通过交谈，给患者消除顾虑、恐惧等不良刺激，从而建立起接受治疗的最佳身心状态。

### （三）语言的情感性

情感是有声语言表达的核心支柱，有声语言始终伴随着情感。在有声语言表达中，真意靠气息的支撑，情感是气息的动力，气随情动。不具有情感性的语言不具备感染力和鼓动力。护理人员在与患者交谈时，要使患者感到温暖。如为患者解除忧虑时，可从同情关心患者的问题谈起，用轻松愉快的语言缓解愁闷的气氛。情感性的口头语言应该真诚、质朴，切忌渲染和夸张。

### （四）语言的审慎性

审慎是医护道德的重要体现，在护理实践中不仅表现为慎行，也表现为慎言。护理人员与患者的交谈应坦诚、守诺言，这对于有效的相互合作是必要的，但并不是什么都可以原原本本地讲给患者听，特别是涉及诊断治疗预后的问题，说话尤其要谨慎。

### （五）语言的礼貌性

在交谈中多使用礼貌用语，是博得他人好感与体谅的最为简单易行的做法。随着人们物质生活水平的提高，社会也越来越提倡文化和精神修养，护理人员礼貌用语反映护士素质修养。如迎接新患者"您好！我是您的责任护士"，操作失误时"对不起"，操作完"谢谢您的合作"，接电话时"您好！这是心内科"等。这些文明礼貌语言加上温馨的语音，听起来使人感觉亲切自然，富有感染力。患者也感到轻松愉快，有利于患者接受治疗和护理，有利于增进护患关系。

### （六）语言的知识性

护士的角色功能有教育者的角色，护士有向患者进行健康教育，传递与疾病相关信息的义务，患者相当一部分医学知识的获取是来源于护士。因此，护士语言的一个重要功能就是知识的传递。所以护士一定要掌握丰富的专业知识，并能用语言熟练地表达出来。

### （七）语言的委婉性

当需要传递一个坏消息时，使用委婉的语言能够提高信息接收者的承受度。如当患者患癌症时，患者有知情权，我们必须告之实况，但又不能过于直接地表达以免刺激患者，这时，使用一些委婉性的语言不失为一个较好的解决办法。

### （八）语言的严肃性

护士在与患者交谈时，既要使患者感到温暖，又要保持一定的严肃性。其目的是保持护理工作的严肃性和护士自身的尊严。对一般患者来说，既不能漫无目的地闲聊，也不能允许患者的无理要求或与患者打闹嬉笑。如对方有不严肃的言行或不合理的要求，应加以劝阻或批评。

## 二、护士交谈沟通的技巧

交谈作为护士为患者服务以及与同行沟通的一种手段和基本功，其成功的条件，除取决于护士与患者或同行之间良好的关系之外，还取决于恰当地运用各种交谈技巧，而交谈技巧与沟通关系向来是密不可分的。交谈中的沟通技巧有倾听、核实、提问、反映、阐释、沉默等。

（一）倾听

倾听是指交谈者全神贯注地接收和感受对方在交谈中所发出的全部信息（包括语言和非语言的），并做出全面的理解。

做一个有效的倾听者，应该注意：

（1）要有良好的精神状态；

（2）明确倾听目标，护士应善于寻找患者传递信息的价值和含义；

（3）对于倾听所需的时间要有充分的估计和准备；

（4）排除一些偶然的干扰因素以便集中注意力；

（5）注意全面观察对方非语言行为所传递的信息，不要急于做出判断；

（6）注意透过语言的字面含义而听出对方的言外之意，护士不得随意插话或打断患者的话题。

（二）核实

核实是指交谈在倾听过程中，为了核对自己的理解是否准确采用的交谈技巧。通过核实，患者可以知道医护人员正在认真倾听自己的讲述，并理解其内容。核实应保持客观，不应加入任何主观意见和感情。具体方法有：

1. 重复

重复是指交谈中的倾听者对讲话者的话语进行复述、核对和义释的一种交谈技巧。通过这种方法，护士可以帮助患者再检查一下他说的话，等对方确认后再继续交谈。重复直接确认了对方的观点，可加强其诉说的信心，使其有一种自己的诉说正在生效的感觉，从而受到鼓励。使用这种方法时应注意不要对患者所说的话做任何判断。例如复述，患者："我早上起来感觉头好疼，坐起来好像要往一边倒的感觉。"护士："刚才你说早上坐起来头很疼，是吗？"患者："是的，疼得直往左边倒⋯⋯"患者："护士小姐，我吃了几天药都没见好转，打针的效果应该会好些。"护士："你是说你想打针，不想吃药了，是吗？"

2. 澄清

澄清是指交谈者对于对方陈述中的一些模棱两可、含糊不清和不完整的陈述弄清楚，并提出疑问，以求取到更具体、更明确的信息。如："请再说一遍。""我还不太明白你的意思，你能具体一点吗？""你的意思是不是⋯⋯"等。澄清有助于找出问题的原因，提高信息准确性。

（三）提问

提问在交谈中具有十分重要的作用。它不仅是收集信息和核实信息的手段，而且可以引导交谈围绕主题展开。提问一般分为封闭式和开放式提问两种。

1. 封闭式提问

封闭式提问是一种将患者的应答限制在特定的范围之内的提问。患者回答问题的选择性较少，甚至有时只要求回答"是"或"不是"。此方式适用于互通信息交谈，特别是收集患者资料，如采集病史和获得其他诊断性信息等。如："您以前打过青霉素没？""你今天解了几次大便"等。封闭式提问的优点是患者能直接坦率地做出回答，使医护工作都能迅速获得所需要的及有价值的信息，节省时间。

2. 开放式提问

开放式提问的问题范围较广，不限制患者的回答，可引导患者开阔思路，鼓励其说出自己的观点、意见、想法和感觉。如："你今天感觉怎么样？""明天要动手术，你对你的手术有什么想法？"等。开放式提问的优点是没有暗示性，有利于患者开启心扉、发泄和表达情感，说出更真实的情况，另外，患者自己选择讲话的方式及内容，有较多的自主权，我们可获得有关患者较多的信息。

两种提问方式在交谈中常交替使用。护士要适当地应用，尤其是对开放式问题的提出，应慎重考虑和选择，必要时说明提问的目的、原因，以取得患者的理解。如："你今天好像不太开心，有什么心事呢？"

（四）阐释

阐释是叙述并解释的意思。是护士以患者的陈述为依据，提出一些新的看法和解释，以帮助患者更好地面对或处理自己所遇问题的交谈技巧。患者常常心存许多问题或疑虑，如诊断、治疗的反应、病情的严重程度、预后、各种注意事项等。例如，有一名糖尿病患者，得知诊断后悲观绝望，恐惧焦虑，认为糖尿病是绝症，怕这怕那，尤其是怕突然死亡，不敢活动，也不知每天要吃什么。护士在了解他的想法后，首先对他的心情表示理解和关心，然后再向他阐释了糖尿病的发病机制和治疗方法，指出其危险的一面，但也说明危险是完全可以预防的，休息是相对的，活动是必要的，饮食调整是关键的等一些相关知识，并与其一起制订康复计划，使患者重新认识疾病，纠正了原有的错误看法，积极投入治疗和康复活动中。整个阐释过程，我们要使对方感受到关切、诚恳、尊重，目的在于明确自己的问题，并知道该怎么做才有利于问题的解决。

（五）申辩

必要的申辩可使他人明白自己的态度和观点，但要注意方式、方法和态度，不要申辩过度，否则会使他人觉得你"固执"。在护患交谈中，不适当的申辩，会激化患者的情绪，使其短时间内难以平静。所以，对患者即便是应该说明、解释和申辩的问题，也要选择时机，视患者的情绪而定。

（六）沉默

在交谈的过程中，沉默本身也是一种信息交流，既可以表达接受、关注和同情，也可以表达委婉的否认和拒绝。例如，我们在交谈时面对一个个性强、语言偏激的对象，为了化解紧张气氛，以沉默待之，效果会更佳。在运用中，选择时机、场合及怎样运用是问题关键。同时，沉默也可以使双方情感分离，所以护患间不能一直保持沉默，在适当的时候，护士需要打破沉默。如"你怎么不说话了？能告诉我您现在正在想什么吗？""后来呢？""还有呢？"等。

## 三、常见的护理人员交谈失误及对策

交谈失误是指由于护理人员交谈时表达的内容、方式、时机或场合不妥而出现的口语差错，由此引发的不良后果并非护理人员本意，而是由于疏忽大意或水平不及造成的。

（一）常见的交谈失误

1. 出语不慎

有些护理人员说话不慎重，出口前不加思考、没有分寸，造成误会，甚至引起猜疑、恐惧等不良后果。如当患者出现病情变化，家属找不到值班医生时，有的护士信口乱说："他准是回家去了"；又如当患者吃药时问道："为什么今天的药比昨天多两片？"护士："是吗，可能是医生搞错，我去问问。"这样的话怎么能不引起一些纠纷呢？

2. 表达缺失

有的护理人员忽视语言环境的特殊要求，在语言表达上出现缺失，语意也不够完整，造成患者断章取义，引起误解甚至猜疑。比如手术后某患者家属问护士："什么时候能吃东西？"护士："排气后。"家属又问："什么是排气？"护士："打屁，这也不知道。"家属顿时生气了，以为护士说他讲话是打屁。如果护士态度好一些，完整地表达"排气就是打屁"就不会引起家属的误解。

3. 语言歧义

有时因为沟通双方对语义的解读上出现偏差，就会造成理解上的分歧。如一位患者家属想到监护室看看孙子，护士说："非本科人员不可以进来。"家属不解地说："哎哟，非要读了本科才能进啊，咱们小学文化就不能看孙子了？"

**4. 单向思维**

有些护理人员在考虑问题时思维取向呈现单向式、会聚式，在与患者沟通交流时常常表现出破绽。比如一位年轻护士在给一位患者进行妇科护理时没有戴手套，当患者委婉地提醒她时，还满不在意地说："没关系，我不怕脏。"惹得患者大怒而投诉。殊不知，患者担心的并不是护士会不会被感染，而是关心自己会不会被护士没有戴手套的手所触及，这位护士陷入了单向思维的死胡同。

**5. 主观臆断**

有时护理人员工作多年后获得了一定的经验，容易出现比较主观的经验性猜测，说对了可得到患者的钦佩，说错了则引发不满。如一位女青年主诉恶心、呕吐，当护士得知她月经已推后半月时，便问"你是不是怀孕了"，患者很不满地争辩道："我还没结婚呢！真是的。"

**（二）交谈失误的补救**

如果一旦出现语言失误，只要出于善心，以诚恳的态度采取补救措施，以挽回不良影响，通常都能得到患者及家属的误解。常用方法有以下几种：

**1. 补充**

当意识到自己因表达不到位而造成沟通障碍时，护理人员应设法进行必要的信息补充或解释说明，以求语义完整、理解准确。比如一位眼科护士对患者交代用药事项："这种眼药水点药之前，你要先晃一晃。"见患者露出不解的表情，为避免引起患者误解，护士可以补充一句："拿着瓶子轻轻摇两下就可以了"其意不言自明。

**2. 重说**

当发现已经造成语言失误但是其消极影响有限，尚未形成严重后果时，护理人员应当收回重说，再次表达语义。比如一位护士查房，以为患者又没有吃药，就说："你怎么又不按时吃药……"话音未落，发现小药杯是空的，马上说："唉，瞧我怎么说的，您已经吃了嘛。"这种收回重说的方式自然、坦然，效果也是很好的。

**3. 解释**

当护士的语言失误导致患者出现疑虑时，可用解释法给予补救。如有一位护士在给一位术后患者换药时，发现切口处发生了一些变化，很随意地说："哎呀！怎么会这样！"当时患者和家属听完这句话后马上紧张起来，怀疑手术出了问题。护士意识到后马上解释说："哦，这是由于上次换药时所用的一种药物染色所致，无影响，请放心！"

**4. 改口**

有时当护理人员意识到语言失误即将发生时，可以采取变向改口的方法。

比如当一位护士正在和同事谈论一位身患癌症的患者病情时说："这种病在我们这治过好几例，效果都……"，正说着，该名患者刚好路过护士站，护士急忙改口"还是不错的"。虽然其本意是要说"效果不理想"，但为防止突然付出的不良信息刺激患者，及时改口，还是十分机智的。

5. 致歉

如果口语失误已经发生，消极影响已经造成，就要根据情况采取适当措施，勇于向患者表达真诚的歉意，以换得患者的理解。比如当患者要求护士解释病情时，护士手头正在忙于治疗，就有些生硬地说："等一会儿！"当意识到患者的不快时，当即道歉："对不起，现在太忙了，有点急躁，我先得把手头的这事忙完，请您稍等一会儿，可以吗？"

# 第三节　护理实践中的治疗性沟通

## 一、治疗性沟通的概念和特征

### （一）治疗性沟通的概念

在医院里，护士与患者、护士与医生及其他医务人员的沟通都有其内容和形式，我们把围绕患者的治疗，并对治疗起积极作用的沟通称为治疗性沟通。在治疗性沟通中，信息发出者是护理人员，信息接收者是患者，要沟通的信息是护理专业范畴的事物，其目的是为满足患者的各种需要，对患者的身心起到治疗作用，故称之为治疗性沟通。

治疗性沟通在目前的护理工作中广泛应用并起了较大作用，但它的发展也经历了一段曲折的过程。30 年前治疗性沟通并未被作为护理学课程中重要的临床课部分。当时多数护士只期望护理工作更程序化、具体化。认为一个好的护士应多为患者做些具体的、被患者或同行们都可意识到或看得见的事。而密切和患者沟通则被看作是在浪费时间，在冒犯患者或过多地介入患者的个人生活。随着医学模式的转变，治疗性沟通运用于临床护理也成为现实。意识到沟通对患者的生活会产生广泛而深入的影响，这种沟通并不是随意的消遣行为。护理的服务对象是人，在护理过程中，评估、计划、执行措施和评价过程都是以一定的沟通模式进行。每次沟通都会对患者产生影响，而沟通技巧的程度，其中包括计划和计划实施的技巧，这正是学习和运用的关键。

治疗性沟通是一般性沟通在护理实践中的运用，它除了具有上述一般意义上的人际沟通的特征外，还具有其独特的沟通特征。

（二）治疗性沟通的特征

1. 以患者的健康为中心

在一般性沟通中，双方的交往强调平等互利的原则，而治疗性沟通则以患者为中心。护理人员所说所做的都是为了满足患者的健康要求。虽然护理人员也有自尊、情感、归属感的需要，但一个有职业道德的护士不会因此而无视患者的需要，她会从亲友、同伴及其他人员处寻求适当的途径来满足自己个人的需求，而将主要的精力用在满足患者的需要上。

以患者为中心对治疗性沟通非常重要。大多数患者都有不同程度的自卑感和依赖性，部分患者由于疾病的关系，在沟通互动时行为会出现偏倚或障碍，如精神病患者或有神经症状的患者，在沟通中看起来可能是无礼的、古怪的、令人不愉快的，护理人员必须接受患者的行为，并以友好的态度来协助患者恢复健康。以患者为中心的治疗性沟通能确认患者的自我价值，进而增强患者的自尊。

2. 以护理目标为导向

一般性沟通的目的多是为了加深了解，增进友谊或是双方实现某种业务活动往来，而治疗性沟通的目的是为了患者的健康服务，护患互动中通常确定有一个与患者健康需要相关的护理目标及期望，在工作时期，则须完成护理计划并加以评价。以目标为导向才能维持以患者为中心的治疗性沟通。

3. 以减少自我暴露为特征

治疗性沟通与一般社交性沟通有一个重要的区别是：自我暴露的形态和量的不同。一般说来，在社交性沟通中，彼此都会有一定的自我暴露，虽然在量上不见得相等。而在治疗性沟通中，比较关注的是促进患者自我暴露以提高他对自己的问题的洞察力，护理人员的自我暴露却要求尽可能减少。因为患者可能会反过来关心护理人员的需要而增加患者的压力。

## 二、护理实践中的语言沟通

（一）护理健康教育的语言技巧

1. 个别教育

个别教育又称个别谈心，是最有效的口头宣传方式，具有随时随地、简便易行、针对性强、反馈及时等特点。进行个别教育前尽可能了解患者的一般情况，在建立一定的感情后，再谈实质性问题。在教育过程中护理人员要充分运用语言技巧，在语言的运用方面努力做到"十要"：语言要正确、语言要准确、语言要明确、语言要有逻辑、语言要朴实、语言要丰富、语言要精练、语言要纯洁、语言要生动、语言要谐美。

2. 健康咨询

健康咨询是以问答形式传播健康知识、解难释疑、指导健康行为的有效方法，其特点是方便灵活，沟通顺畅，信息损失少，沟通效果好。

从事健康咨询工作的护理人员应有较高的思想素质、专业素质及良好的语言表达能力。对于患者提出的问题，要给予明确答复，涉及医学理论的尽可能深入浅出、通俗易懂，使患者对所持疑团犹如冰释雪融，清楚明白。当遇到一时解释不清或回答不了的问题，切不可为顾及面子而敷衍塞责，含糊应付，可先对患者解释："您提的问题我现在不是特别清楚，等查阅了相关资料我再给您答复，行吗？"

3. 专题讲座

专题讲座是针对有较普遍意义的某个健康问题进行的健康教育活动，具有针对性强、目的明确、内容突出的特点。

承担健康知识专题讲座的护理人员，除了自身要有系统、全面、扎实的理论基础和良好的心理素质之外，还要懂得一些授课技巧。其中最重要的语言技巧为：

（1）熟练设计开场白。开场的方式很多，如提问式，即直接用问题使患者陷入思考，以求甚解；新闻式，即引用与专题相关、社会反响较大的新闻事件引起患者的重视。

（2）熟练运用语言技巧。要使讲座达到预期效果，在语言表达上必须具有一定的技巧。其要点可用一个英文单词来概括，即：RIVER，词意是希望语言如河流一样流畅，这是五个语言要点的英文单词缩写，即，速度（rate）：语速过快，使人没时间对信息进行消化吸收，语速太慢容易让人昏昏欲睡，应根据讲座内容、患者反应对语速进行调整。语调（inflection）：讲座的吸引力在一定程度上依赖于抑扬顿挫、起伏多变的语调，护士要通过语调的变化来强调重点，突出主题。音量（volume）：声音要洪亮，让所有患者能够听到。吐字清晰（enunciation）：口齿要清楚，吐字清晰、不要吞音。停顿（rest）：停顿是对内容进行划分的重要方法，但要掌握好停顿的时间，并注意停顿时不要有"啊"、"嗯"等习惯语。

（3）画龙点睛的结束语。好的结束语收尾有力，令人回味无穷。如呼吁式的结束语可激发患者的热情；选用名言警句作为结束语可再次点明主题，增强说服力。

4.座谈会

座谈会是一种带有讨论性质的口头教育形式，它的特点是人数较少、精力集中、针对性强、可及时反馈信息。

护理人员在主持座谈会时的职能主要是组织、协调和引导。会前护士要做好各方面的准备；要有明确的、贯穿始终的中心议题、有具备消除座谈会中讨论障碍的技巧；要能最终把大家的意见归纳起来，做出正确的结论，对与会者予以鼓励和鞭策。例如：糖尿病门诊健康咨询：

护士："大爷，早上好，您需要咨询什么问题？"

患者："医生说我是糖尿病，让我戒烟，我不明白糖尿病为什么要戒烟？"

护士："哦，是这样的。因为香烟中的主要成分是烟碱，它会增加我们体内的一种激素——肾上腺素的分泌，导致血糖升高；同时烟碱还会使心率、血压升高，使供应心脏血液的冠状动脉血流量减少，加重病情，所以您最好能够戒烟。"

患者："我还听人说糖尿病病人不能多喝水、多吃饭，可我老觉得口渴、肚子饿，怎么办？"

护士："大爷，我们先说喝水的问题。有人认为糖尿病就是喝水多、小便少，所以就控制饮水。这其实是很危险的。由于糖尿病患者的血糖比较高，小便时尿中会带走部分水分，引起体内水分相对减少，引起口渴感，这是一种人体的自我保护现象。如果不补充水分，会造成血糖过高无法排除体外，可能导致一些严重后果，因此除了一些特殊情况外，一般都不必限制饮水。另外，糖尿病患者的确需要限制饮食，当您觉得饿时，可吃一些低热量、高容积的食物，比如西红柿，黄瓜等，平常多吃粗粮代替细粮，只要控制好，糖尿病也没什么好怕的。"

患者："我明白了，谢谢你，姑娘。"

护士："不用谢，您如果还有什么不明白的，还可以来找我。"

患者："好的，再见。"

护士："再见，请慢走。"

（二）护理操作中的语言沟通

临床工作中，护士进行护理技术操作的同时，都应清楚、明白地向患者解释。这不仅是因为患者有知情同意的权利，也是护士义不容辞的责任。通过讲解，使患者能够理解和配合操作，并感到放心和满意。有效的解释是成功护理的重要环节。

护理操作中的语言沟通一般分三大部分，即操作前解释、操作中指导和操作后嘱咐。

● **护理人际沟通**

1. 操作前解释

(1)本次操作的目的。

(2)患者的准备工作。

(3)讲解简要方法,在操作过程中,患者会有什么感觉。

(4)作出承诺,使患者相信,护士将用熟练的技术尽量减轻其不适感。

2. 操作中指导

(1)交代患者配合的具体方法。

(2)使用安慰性语言,分散其注意力,减轻痛苦。

(3)使用鼓励性语言,增强其信心。

3. 操作后嘱咐

(1)询问患者感觉,是否达到预期目标。

(2)必要的注意事项。

(3)对患者的配合表示感谢,询问患者有无其他需要。

例如:护理操作用语言——静脉输液

刘某,女,58岁,退休教师,因发热待查急诊入院已10小时。

操作前解释:刘老师,早上好,昨晚睡得好吗?现在感觉怎样?您不必太担心,今天您的体温已经有所下降了,不过由于您几天都没能好好吃饭,现在我要给您输液,以增强您的抵抗力。输液时间比较长,您需不需要去一下卫生间?待会进针时会有点痛,不过我会尽量小心,请您放心。

操作中指导:刘老师,我准备打这条血管,可以吗?刘老师,准备进针了,请您握好拳头……好,请松拳。刘老师,您现在还在发热,要多喝水,多卧床休息,可以吃一些清淡、易消化的稀饭、面条。

操作后嘱咐:刘老师,液体已经给您输上了,谢谢您的配合。现在您有什么不舒服吗?输液速度已经调好,请您不要随意调节,您的手活动时要小心,以免药液外渗。

您还有什么需要吗?我把呼叫器放在您手边,如果有事请按呼叫器,我也会常来看您的,请您安心休息。

### 三、处理投诉的沟通技巧

(一)正确看待投诉

1. 什么是投诉

投诉就是就医者对医院提供的服务设施、项目、服务过程或服务效果不满而提出意见的形式。

2.投诉的产生

医院是一个复杂的整体动作系统，人也是一个复杂的有思想、有需求、有欲望的个体，就医者对护理服务的需求是多元化的，无论医院服务得多么出色，都不可能百分之百地让就医者满意；加之由于各种主、客观原因，医疗机构所提供的服务确有不尽如人意的地方，因此，就医者的投诉是很难完全避免的。

3.处理投诉的意义

过去，我们害怕患者投诉，现在我们要转变观念，正确看待投诉。投诉的表象是客户对医疗服务的不满与责难，其本质是客户对该医疗机构依赖度与期待度的体现，也就是医院的弱点所在。研究表明，在所有对医疗服务不满意的群体中，大约只有不到1/3的人会向医院投诉，而超过2/3的人则悄悄转到其他医院就诊或是反复向别人传播"不满意的经历"；美国的TAPR调查公司调查结果表明：在消费过程中，满意的顾客会把自己的良好感受告诉4位朋友，而不满意的顾客，将对10个人传播自己不满的感受。其中10%以上的消费者将对20人以上传播这种不良信息。上述现象会对医院造成可怕的负面影响，甚至大幅度降低人们对医院服务的信任感。因此处理投诉的意义可体现在：①恢复就医者对医院的依赖感；②避免引起更大的纠纷和恶性事件；③收集信息；④投诉处理满意的客户将是最好的中介；投诉处理不满意的客户将是医院的损失。

4.畅通投诉的渠道

因为投诉有着积极的意义，应鼓励就医者将他们的抱怨向院方反映，方法很多，如进行患者问卷调查、设置意见箱、在医院网页上开设患者留言信息、开通800免费投诉电话、在新闻媒体上有奖征集意见，定期暗访医疗服务质量，在患者中评选十佳意见奖等。

（二）处理投诉的基本程序

我们不希望有投诉，但我们不能回避投诉。我们应以"严格、认真、主动、高效"的工作作风去处理投诉问题，并从中查找原因，扎扎实实地提高工作质量。这样就可以变坏事为好事，从根本上减少投诉。处理投诉的基本程序是：

1.确认问题

让就医者申诉述说，仔细倾听，不可以"但是"、"请你稍等一下"等语言来应答投诉者。

2.评估核定问题

严重程度如何？抱怨者除经济补偿外，还有其他要求吗？

3. 互相协商

先确定为解决问题所能提供的上限条件和下限条件：就医者的要求是什么？争执会给医院的口碑带来哪些影响？医院方面有无过失？

4. 处理问题

由什么人、在多长时间内、做什么事，要确认是否按条约实施了，否则前功尽弃，而且对医院造成更坏的影响。

（三）处理投诉的要点

1. 不得推却，尽快处理

接待投诉时要提醒自己：我代表医院而不是个人。受理投诉不得向外推却，要争取尽快解决就医者的投诉，以免耽误时间，引起投诉者更大的不满。一般情况下，护理人员接受投诉后，要马上做出反应；对事态严重的问题立即请示上级领导。

2. 选择场所，单独沟通

医院的就医场所人声嘈杂，不利于安抚投诉者，如果投诉者大声诉说或吵闹，还会影响医院的正常工作，同时给医院造成不良影响。因此，解决投诉问题时，应选择合适的场所，与投诉者单独进行沟通，以求问题的解决。

3. 认真倾听，做好记录

投诉者在投诉时往往心中充满了火气，要耐心听取投诉者的诉说，使投诉者"降温"，逐渐平静。要用"移情"技巧设身处地地替投诉者思考分析，找出问题的症结。边倾听边记录投诉的内容，不仅可以使投诉者讲话的速度放慢，缓解投诉者的情绪，还可以使投诉者感受到医院的重视，同时记录的资料也是为解决问题提供依据。

4. 保持冷静，态度主动

护理人员面对投诉者时，应学会克制自己的情绪，以信为本，以诚动人，以礼为主，主动改善与投诉者的关系。绝不能同投诉者争辩，更不能争吵，即使投诉者有过激的言行，也要在冷静的状态下与之沟通。①属于院方做得不到位的，应坦诚道歉，并及时作好补救工作；②属于双方互有责任的，先解决自身不足，并请对方配合解决问题；③属于对方理解有误的，力争以对方能接受方式指出，帮助对方看到问题实质。切记：立刻与投诉者摆道理、急于得出结论或一味地道歉都是不可取的。

5. 采取行动，协调解决

这是关键的一个环节，为了不使问题扩大化、复杂化，不失信于服务对象，要认真做好这一环节的工作。把将要采取的措施和所需的时间告诉投诉者，并征得对方的同意，如有可能，可请投诉者参与选择解决问题的方案或补救措施。不能对投诉者表示自己"无能为力"，也不能向投诉者做出不切实际的许诺，要充分估计解决问题所需的条件和时间，留有一定余地。

（四）对"难应付"的投诉者的沟通技巧

1. 感情用事者

这类投诉者的特征是：情绪激动，或哭闹。沟通技巧：①保持镇定，适当让就医者发泄；②表示理解，尽力安抚；③告诉投诉者，一定会有解决方案；④注意语气，谦和但有原则。

2. 以正义感表达者

这类投诉者的特征是：认为自己在为人民大众的利益呼唤，因此语调慷慨激昂。沟通技巧：①肯定投诉者，并对其反映问题表示感谢；②告知医院的发展离不开广大就医者的爱护与支持。

3. 固执己见者

这类投诉者的特征是：坚持自己的意见，不听劝解。沟通技巧：①先表示理解客户，力劝投诉者站在互相理解的角度解决问题；②耐心劝说，根据医院的服务特性解释所提供的处理方案。

4. 有备而来者

这类投诉者的特征是：一定要达到目的，了解《消费者权益保护法》，甚至会记录处理人谈话内容或录音。沟通技巧：①处理人一定要清楚医院的服务政策及《消费者权益保护法》有关规定；②充分运用政策及技巧，语调充满自信；③明确表明我们希望解决投诉者问题的诚意。

5. 有社会背景、有宣传能力者

这类投诉者的特征是：通常是某重要行业领导、电视台、报社记者、律师，不满足要求会实施曝光。沟通技巧：①谨言慎行，尽量避免使用文字；②要求无法满足时，及时上报有关部门研究；③要迅速、高效地解决此类问题。

# 附 5 - A　沟通技巧测验

## 一、倾听能力测验

（一）自测方法

本测验由 30 道题组成，每道题有 4 个可供选择的答案，根据自己的情况选择一个最符合自己的答案。此测验用于测验自己的倾听能力。

## • 护理人际沟通

以下是后面30道题的共同选择答案：

A.几乎从来没有　　B.偶尔　　C.多数情况下　　D.一贯

(1)力求听对方讲话的实质而不是它的字面意思。

(2)以全身的姿势来表明我在入神地听对方说话。

(3)别人讲话时不急于插话，不打断对方的话。

(4)一边听对方说话一边考虑自己的事。

(5)听到批评意见时不激动，耐心的听人家把话说完。

(6)即使对别人的话不感兴趣，也耐心听人家把话讲完。

(7)不因为对讲话者有偏见而拒绝听他讲话。

(8)即使对方地位低，也要对他持称赞态度，认真听他讲话。

(9)因某事而情绪激动或心情不好时，避免把情绪发泄在他人身上。

(10)听不懂对方说话的意思，利用有反射地听的方法来核实他的意思。

(11)利用套用法证明我正确理解了对方的意思。

(12)利用无反射地听的方法鼓励对方表达他自己的思想

(13)利用归纳法重述对方的意思，以免曲解或漏掉对方说出的信息。

(14)避免听我想听的部分，注意对方的全部意思。

(15)以适当的姿势鼓励对方把心里话都说出来。

(16)与对方保持适当的目光上的接触。

(17)既听对方的口头信息，也注意对方所表达的情感。

(18)与人交谈时选用最合适的位置，使对方感到舒服。

(19)能观察出对方的言语和对方的内心世界是否一致。

(20)注意对方的非口头语言所表达的意思。

(21)向讲话者表达我理解他的情感。

(22)不匆忙下结论，不轻易判断或批评对方的话。

(23)听话时把周围的干扰因素排除到最低限度。

(24)不向讲话者提出太多的问题，以免对方产生防御反应。

(25)对方表达能力差时不急躁，积极引导对方把思想准确地表达出来。

(26)在必要情况下边听边做笔记。

(27)对方讲话速度慢时，抓住空隙整理对方的主要思想。

(28)不能指手画脚地替讲话者出主意，而是帮对方确信自己有解决问题的方法。

(29)不伪装认真听别人讲话。

(30)经常锻炼自己专心倾听的能力。

（二）计分方法

选答案"A"计1分，选"B"计2分，选"C"计3分，选"D"计4分。然后把各题所选答案的得分进行累加，算出总分。

（三）评价方法

总分为75分以下。倾听能力很差。

总分为73~88分。倾听能力一般。

总分为89~104分。倾听能力良好。

总分为105~120分。倾听能力优秀。

## 二、沟通能力测验

（引自：吴玉.管理行为的调查与度量.中国经济出版社，1987：85）

（一）自测方法

根据你即时的感觉尽快地答复每个问题。答案"是"指通常发生的；"不"指很少发生或从不发生；"有时"指你不能回答"是"也不能回答"不"，但尽量少用这个答案。记住"不要想你的家庭成员"。

(1)在谈话中，你说出的话是否都像你愿意说的那样说出来？

(2)有人问你一个问题，你觉得他问得不够清楚，你是否要他解释一下？

(3)当你解释某件事情时，别人是不插嘴？

(4)你是否认为你所要说的别人都懂得，你不必多做解释？

(5)你是否要别人告诉你，他对你所谈的论点有什么感觉？

(6)你和别人交谈，是不是一件困难的事情？

(7)在谈话中你是不是谈对你和别人都感兴趣的事情？

(8)如果你的看法与周围人的看法不一致，你是不是觉得很难发表你的看法？

(9)在交谈中，你是否把你自己处于对方的地位（即设身处地替别人想一想）？

(10)在交谈中，你是否倾向于多说话？

(11)你是否知道你说话的声调会影响别人？

(12)你是不是避免谈那些别人的感情或使事情变得更糟的事情？

(13)接受人家建设性的批评是不是很困难的？

(14)有人说某些话，伤了你的感情，你是不是和他谈论这件事？

(15)你伤了别人的感情，你是否事后向他道歉？

(16)如果有人反对你的意见，你是否感到非常反感？

(17)当你对某个人感到愤怒时，你是否觉得很难有条理地考虑问题？

（18）你会不会因为怕得罪人而不敢表达不同意别人的意见？

（19）在你和另一个人发生争执时，你能不能和这个人商谈而不冒火？

（20）当你和别人解决意见分歧问题之后，你感到满意吗？

（21）有人使你心烦意乱，你会不会恼火？

（22）有人赞扬你，你会不会感到不安？

（23）一般地说，你能不能信任别人？

（24）表扬别人，夸奖别人，你会感到困难吗？

（25）你是否有意对别人隐瞒你的缺点或过失？

（26）你会不会对人们谈论你的思想、感情、信念，使人家了解你？

（27）你是不是很难信任别人？

（28）当你在讨论问题时动了感情，你想不想换个题目来谈？

（29）在交谈中，你是不是等到人家说完，你才对他所说的作出反应？

（30）当你和人家谈话时，你会不会想别的事情而不注意他说话？

（31）当有人在说话时，你是不是想听一听他讲的是什么意思？

（32）在你说话时，别人是不是都在听着？

（33）在讨论问题时，你是不是很难从别人的观点中看出事情的究竟？

（34）人家在说话，你没听他说，你会不会假装着在听他说话？

（35）在交谈中，你能不能指出对方所说的和他所感觉的这两者之间的不协调之处？

（36）在说话时，你知不知道别人怎样对你所说作出反应？

（37）你会不会感觉到别人希望你变成另外一种人？

（38）别人是不是理解你的感情？

（39）人家会不会说，你总认为你是对的？

（40）当你知道你做错了某件事情时，你是否承认错了？

（二）计分方法

用下面的分数表，对照你的每一题的答案，得出你的总分：

| 题号 | 是 | 不 | 有时 | 题号 | 是 | 不 | 有时 |
|---|---|---|---|---|---|---|---|
| 1 | 3 | 0 | 2 | 21 | 0 | 3 | 1 |
| 2 | 3 | 0 | 2 | 22 | 0 | 3 | 1 |
| 3 | 0 | 3 | 1 | 23 | 3 | 0 | 2 |
| 4 | 0 | 3 | 1 | 24 | 0 | 3 | 1 |
| 5 | 3 | 0 | 2 | 25 | 0 | 3 | 1 |
| 6 | 0 | 3 | 1 | 26 | 3 | 0 | 2 |
| 7 | 3 | 0 | 2 | 27 | 0 | 3 | 1 |

续上表

| 题号 | 是 | 不 | 有时 | 题号 | 是 | 不 | 有时 |
|------|-----|-----|------|------|-----|-----|------|
| 8 | 0 | 3 | 1 | 28 | 0 | 3 | 1 |
| 9 | 3 | 0 | 2 | 29 | 3 | 0 | 2 |
| 10 | 0 | 3 | 1 | 30 | 0 | 3 | 1 |
| 11 | 3 | 0 | 2 | 31 | 3 | 0 | 2 |
| 12 | 3 | 0 | 2 | 32 | 3 | 0 | 2 |
| 13 | 0 | 3 | 1 | 33 | 0 | 3 | 1 |
| 14 | 3 | 0 | 2 | 34 | 0 | 3 | 1 |
| 15 | 3 | 0 | 2 | 35 | 3 | 0 | 2 |
| 16 | 0 | 3 | 1 | 36 | 3 | 0 | 2 |
| 17 | 0 | 3 | 1 | 37 | 0 | 3 | 1 |
| 18 | 0 | 3 | 1 | 38 | 3 | 0 | 2 |
| 19 | 3 | 0 | 2 | 39 | 0 | 3 | 1 |
| 20 | 3 | 0 | 2 | 40 | 3 | 0 | 2 |

（三）评价方法

在进行自我测验时，要注意你的总分数与标准分数是否接近，相差多少。下表中列出不同年龄的标准：

| 年龄组 | 男 | 女 |
|--------|-----|-----|
| 17～21岁 | 平均数81.79<br>标准差21.56 | 平均数81.48<br>标准差20.06 |
| 22～25岁 | 平均数86.03<br>标准差14.74 | 平均数94.46<br>标准差11.58 |
| 26岁及以上 | 平均数90.73<br>标准差19.50 | 平均数86.93<br>标准差15.91 |
| 分性别<br>不论年龄 | 平均数81.48<br>标准差19.46 | 平均数85.34<br>标准差18.91 |
| 不分性别<br>不论年龄 | 平均数81.79<br>标准差1.56 | |

☞ 【案例分析】

李某，18岁，男性，高中三年级学生。在一场足球比赛中不幸摔伤了腿，造成小腿骨折。他知道学校里学习非常紧张，同学们都在加紧准备迎接高考，自己却躺在病床上不能听课。他怕自己跟不上学习进度，每天都担心成绩下降。现在他正眼泪汪汪地躺着，看上去非常焦急不安。

护士：小李，早上好！唔，你怎么了？

小李：(转过来，揉眼)唉！

护士：你心里很难过吗？

小李：我该怎么办呢？我们同学都在紧张地复习功课，可我……我所有的学习计划都打乱了，我想我这次高考没什么希望了。

问题：1. 小李的表面想法、情感流露和潜在愿望有哪些？
　　　2. 怎么开导小李？

---

### 思考与练习

1. 护理过程中交谈沟通的类型有哪些？

2. 护士应具备的语言修养包括哪些？

3. 就安乐死的话题，组织一个3人小组，进行5分钟左右的讨论。

（李喜蓉）

# 第六章 护理工作中的关系沟通

## 学习目标

1. 了解护士在建立良好护患关系中的作用。
2. 了解市场经济条件下新型护患关系的内涵与发展趋势。
3. 熟悉护理人员的交往心理及矛盾。
4. 熟悉医护关系模式及类型。
5. 掌握护患关系的性质与特点。
6. 掌握护理人际沟通的技巧。

## 名言导入

"护士的工作对象不是冷冰冰的石块、木头和纸片,而是有热血和生命的人类。"

——[英]南丁格尔

任何人际关系都必须通过沟通才能建立,人际交往中所产生的各种各样的关系问题,也必须通过沟通才能解决。关系沟通是指以建立良好的人际关系为目的,以及为处理和解决人际交往中的关系问题而进行的沟通。护理工作中的关系沟通是指与护理工作有直接联系的人与人之间的关系,主要包括护士与患者之间的关系,护士与患者家属之间的关系,护士与医生之间的关系,护士与护士之间的关系,护士与其他为健康服务的工作者之间的关系。由于医学模式的转变,护理范围的扩大,使护理工作中的关系沟通不仅局限在医院内,还受到社会关系的影响,并在许多方面反映着社会关系的一般规律。

## 第一节 护理工作中人际沟通的技巧

护患关系是护理过程中涉及范围最广泛、影响最复杂的一种人际关系,良好的护患关系可提高护理工作质量,是有效治疗的前提和患者早日康复的关键。加强护患沟通又是建立良好护患关系的基础，因此，掌握护患沟通中的技巧，对提高护理工作质量具有重要意义。

## 一、沟通前的准备

### (一)资料准备

资料准备是有效沟通的前提。护理人员在沟通前应根据本次沟通的目的，了解患者的现有资料，如阅读患者的病历，复习患者的一般资料、主观资料和客观、现存的护理问题等。还可以向其他医护人员或患者及家属了解患者的有关情况。然后分析这些资料，列出可能出现的问题，预先考虑对策，准备一份谈话提纲，以免交谈时漫无边际，漏掉必须收集的资料，从而有针对性地进行沟通。

1. 一般资料

一般资料包括：性别、年龄、出生地、文化程度、职业、婚姻状况、入院诊断等。

(1)不同年龄阶段的人有着不同的心理需求，将直接影响着患者的情绪活动和康复过程。

(2)出生地域对医学的意义在于为地方病、流行病的诊断提供参考，人们赖以生存的自然环境和生活条件对一个人性格的形成有着不可忽视的作用，其社会文化氛围会影响人对疾病的认知态度。

(3)患者以往的主要谋生手段，生病之后的主要经济来源，对一个人考虑问题的出发点，对一个人的应对能力，对一个人的习惯性的行为方式，都会有着潜移默化的作用。

(4)一个人受教育的程度、文化水平会影响他对健康—疾病过程的认知和理解，影响着患者对治疗、护理措施的配合，影响着患者对疾病康复知识的需求。

(5)婚姻状况能够反映一个人在家庭生活中的角色职能，反映家庭社会支持系统的条件和水平，影响患者住院期间的心理活动和需求。至于离婚或丧偶者所经历的那种茫然，难以言传的孤独感、不同程度的失落感等，都会影响他的遵医行为和心理需求。

一般情况还应该包括：患者的个人生活习惯和嗜好，如烟、酒；是否存在特殊的生活习性等。

2. 主观资料

主观资料是患者自我介绍的资料，即患者的主诉。多为患者的主观感受和体验，是患者自己对他所经历、所感受、所思考内容的诉说。例如这次是怎么发病的、目前身心状况、既往身心健康状况、个人日常生活习惯等。可以做以下几个方面的资料准备：

（1）患者对疾病的理解和态度。"住院"本身就意味着患者离开了他所熟悉的人、环境和某些事物，他会很快地把注意力由外部世界转向自身的体验和感觉，并改变他对周围事物的感受和态度。患者对自身疾病的态度往往决定着患者的行为表现，左右着患者的认识，影响着患者与医护人员之间的关系。有的患者由于对身体感觉缺乏正确的认识，常做出错误的解释，从而导致消极的行为反应，不利于疾病的康复。因而护士在沟通之前了解患者对疾病的理解和态度是至关重要的。

（2）患者对疾病的应对能力。生病对个体来说也是一种心理应激过程，与其相伴随的是心理适应与应对。应对是个体对现实环境变化有意识、有目的和灵活的调节行为，其主要功能是调节应激事件，包括改变个体对应激事件的评估，调节与事件有关的躯体或情感反应。所以，个体的应对方式与心身健康之间的关系已成为临床心理学研究的重要内容。

应对是对压力所进行的反应方式之一，是对伤害、威胁或挑战等情况进行控制的一种努力。护士要了解患者面临疾病状态时的心理适应程度，如了解患者在以往面临挫折时的应对方式；在既往的经历中，曾遇到或感到最困难的事情是什么，当时是如何度过的，困扰持续了多长时间，是通过个人自身的努力还是通过改变所处的环境才最终予以解决的。

（3）社会支持系统及其作用。良好的社会支持有利于健康，而劣性社会关系的存在则损害身心健康。社会支持一方面有对个体提供保护的作用，另一方面对维持一般的良好情绪体验具有重要意义。

（4）其他。了解患者在睡眠形态、食欲、性功能等方面有无改变，患者是否认为这些改变与心理负担有关。

3. 客观资料

客观资料是指检查者通过交谈、体验、实验等方法所获得且能被观察到或检测出来的资料。例如，皮肤颜色的改变、血压的读数等。客观资料的准备可以通过查阅患者的病历（包括门诊病历、既往住院病历和现住院病历）、治疗护理记录、检查报告及检索文献资料获得。

如果没有详细的资料准备，护士很难全面了解患者各方面的情况，对以后的治疗和护理及健康知识的传播会有一定的影响。主体的学识、经验制约着信息的准确性；同一个信息（如失眠）对于个性不同的接收者会有不同的意义（某些疾病如甲亢等引起的失眠，担心疾病预后导致的失眠）。护患双方作为行为的主体，其选择性对沟通的质量起着较大的作用。我们有时会看到少数医护工作者对患者的意见不太理睬，这些都是信息沟通的主观方面的干扰。所以充分的资料准备可以增强护理人员与患者沟通的信心，为有效沟通奠定基础。

（二）个人准备

沟通前的个人准备包括护理人员准备和患者准备两个方面。

1. 护理人员的准备

护理人员的个人准备是有效沟通的关键。良好的个人准备不仅会增加护理人员的人格魅力，还会给患者留下良好的第一印象，增加患者的信任感。护理人员个人准备的内容包括整洁合体的着装、端庄大方的仪表、稳重得体的举止、和蔼可亲的态度、精神饱满的状态以及良好的语言表达能力。除此之外，护理人员还应有足够的心理素质，调整好自己的情绪和心态，言谈举止不急不躁，排除干扰，专注于沟通，耐心听取患者意见。

2. 患者的准备

患者的准备主要是指护理人员应该考虑患者的身体状况、耐受性、体位和生理需要等。例如，当患者有疼痛或不适时，应先给予适当处理，待不适减轻或缓解后再与患者沟通；评价患者对沟通的耐受性，当患者耐受性差时，应长话短说，必要时分次进行沟通，勿强行与患者沟通，以免增加患者的痛苦；帮助患者取舒适体位，并询问有无口渴、需要大小便等，以保证沟通过程不被干扰。

（三）环境准备

医院的物理环境包括温度、湿度、装饰、通风、光线及病床单元设备等。环境对患者的心理状态有很大的影响，不良的物理环境会使患者烦躁、淡漠甚至影响身体的恢复。因此，环境准备是有效沟通的催化剂。首先，要为患者创造适宜的温度、湿度、空气新鲜流通的病室，并保证环境安静，减少造成患者注意力分散的环境因素，让患者有舒适感。其次要为患者提供环境上的"隐私性"，如关上门或挡好床旁屏风，可能的话，最好要求其他的人离开会谈的地方。再者，会谈期间应避免进行治疗和护理活动，同时也要谢绝会客。正式与患者沟通交流前，护士应先征求患者意见，是否愿意有他人在场，以免妨碍患者说出全部实情。所以选择一个整洁、安静、空气清新、光线柔和、色调温馨的环境与患者沟通，促使患者心态平和、心情宁静，有利于患者注意力集中、思维连贯、表达细节和感受，从而使护患间形成良好的关系。

## 二、沟通中的技巧

护患沟通是实现以人的健康为目的的需要、是医学人文精神的需要、是减少护患纠纷的需要。掌握护患沟通的技巧，可以达到与患者有效交流之目的，从而进一步完善护患关系,提高护理质量。

(一)倾听

倾听在人际沟通中占有很重要的地位。认真倾听是护士对患者关注和尊重的表现。倾听是指专心地听,用心地听,不仅表达了对患者的关心,还表达了对话题的兴趣。既要听到患者的表达内容,也要通过表情、动作等观察其非语言表达,用心体会并总结出患者要表达的意思,体会患者的真实感受,为其提供宣泄的机会。在沟通过程中,要全神贯注,集中精力,避免分散注意的动作;双方的距离应适当,以能够看清对方的表情、说话不费力但能听得清楚为度;姿势自然,保持眼神交流;不打断患者说话,适当地使用能够表达信息的动作(如点头、微笑等)做出反应,表示你接受患者所述的内容,并希望他能继续说下去。这样,患者通常愿意向护士表达自己的心理感受。

(二)提问

问题的提出有两种方式:一是开放式的问题,常运用“什么”“怎么”“如何”等方式发问,它可以让患者充分地发挥,使护士获得详细的资料;另一种是封闭式的问题,可以用“是”或“不是”等肯定或否定的词给予回答。在交流中什么时候运用开放式问题,什么时候运用封闭式问题,应具体情况具体分析。一般来说,了解患者的情况时,运用开放式问题;而在核实或澄清患者的反应时,运用封闭式提问。另外,提问问题应简明、通俗、易懂,不宜在一次提问中包含多个问题,也不能使用患者不懂的术语,还要注意提问的速度、语气、语调、句式。

(三)移情

移情就是用别人的眼光来观察世界,即通过倾听、提问等沟通方式,设身处地地从对方的角度,去理解对方感受的过程。移情是沟通人们内心世界的情感纽带,是建立护患关系的基础,是所有护患沟通的精髓。被别人理解是人类的基本需要之一。如果作为个体的独特性能被其他人真正的理解,我们就会有深切的满足感,相互之间的关系也会进一步深入下去。正是这种理解才会建立关系基础。在护理实践中,护士由于职业的关系,需要与其他独立的个体发生交互作用。理解患者的需要、情感和所处的环境或状况,对保证护理实践的有效性来说是基本的要素。移情可以设身处地地理解患者,更准确地掌握有关信息;让患者感到自己被接纳、被理解,感到愉快、满足,对护患关系产生积极的影响;促进患者的自我表达、自我探索,达到更多自我了解和双方更深入交流;对于那些迫切需要获得理解、关怀和情感倾诉的患者,有明显的帮助和治疗效果。

语言和非语言都能表达移情。比如,当你去安慰一个刚刚失去亲人的朋友，你会说："很想他吧？要不要多哭一会儿？"而不是说："为什么你不能从积极一点的角度去看问题？为什么不想想，他现在在天堂十分快乐？"例如，一位35岁的卵巢癌患者向护士倾诉了她的遭遇以及她对自己患病感到很生气，而且经常冲自己的两个孩子发脾气。护士倾听了患者的诉说，没有批评她的行为，而是能够站在她的角度看待她所处的情形，并且说她理解她的感受和行为。这样，患者感受到的是护士理解她的感受，而且没有因为她的愤怒行为而责备她。这是护士表达移情的一个例子。相反，一名女患者感到绝望，她告诉护士简直活不下去了。护士却回答："噢，别傻了，你有很多个理由要活下去。"这是护士不具有同情心的一个例子。因为患者绝望的感受没有被承认和理解，护士没有试图从患者的角度来看问题；而且护士对患者的想法进行了评判，认为她的想法太傻了，患者感受到的是被别人劝告或告诫。没有人愿意去理解她，可对她来说，她确实很绝望。这种沟通的效果很差，对患者的治疗和护理没有帮助。

(四)反应

在交谈过程中，护士的反应非常重要，它是沟通达到目的的关键因素。

1. 复述

复述是重复患者所叙述的部分或全部内容，待对方确认后再继续倾听和交谈。复述可以直接表示承认对方的叙述，可以加强对方诉说的自信心，使对方有一种自己的诉说正在生效的感觉，起到鼓励和引导作用。在使用重复时不应加入自己的主观猜测，否则效果会适得其反。

2. 澄清

澄清是将患者一些模棱两可、不够完整的陈述弄清楚，同时也包含试图得到更多的信息。澄清常常采用的说法如："请再说一遍"，"我还不太明白，请您再说清楚一点"，"我没有完全了解您的意思，您能不能具体告诉我"，"根据我的理解，您的意思是不是"，等等。澄清有助于找出问题的原因，有助于加强信息的准确性，不仅可以使护士更好地理解患者，还可以使患者更好地理解自己。

3. 沉默

沉默是超越语言力量的一种沟通方式，可以给患者思考和体会的时间。在交谈中恰当地运用沉默，也是一种很有用的沟通技巧。沉默既可以表达接受、关注和同情，也可以表达委婉的否认和拒绝，关键是选择时机、场合及如何运用沉默。且注意沉默一段时间后要适当地打破沉默。

(五)非语言沟通技巧

非语言性沟通是一种不使用词语，而在沟通中借助动作、手势、眼神、表情等来帮助表达思想、感情、兴趣、观点、目标及用意的方式。护士运用倾听、表情、眼神、仪表、姿势等非语言性沟通的技巧与患者进行有效的沟通，从而使护士能了解更多有关患者的健康状况、心理感受等方面的信息，以便更好地满足患者的需要。

1. 面部表情

护士的表情是其仪表、行为、举止在面部的集中体现，对患者的心理影响十分重要。面部表情反应极为灵敏，能迅速而真实地反映各种复杂的内心活动。"喜怒形于色"就是这个道理。护士的微笑是美的象征，是爱心的体现。护士的表情亲切自然，特别是微笑服务，可使患者有愉快和安全之感，进而缩短了护患之间的距离。患者入院后护士带着真诚的微笑，轻巧而勤快地来往于病床旁，患者就会感到亲切愉快、心情舒畅，对患者的精神安慰可能胜过良药。相反，如果护士表情冷漠，不耐烦或将个人的不良情绪带到工作中，患者会产生疏远或不信任感，即使有心理和生理上的问题，也不愿意表露出来，护士也就无法从患者那里得到更多的信息，也无法实施有效的整体护理。

2. 眼神与目光接触

眼睛是心灵的窗户，它能表达许多言语所不能表达的复杂而微妙的信息和情感。眼神与语言之间有一种同步效应。通过眼神可以把内心的激情、学识、品德、情操、审美情趣等传递给别人，达到相互沟通的目的。目光接触是非语言性交流的一种特别形式。护士在与患者交谈尤其是在倾听患者诉说的过程中，不能左顾右盼或翘首仰视，而要保持着目光接触，否则，患者会认为护士心不在焉，或对他的讲述没有兴趣，产生对护士的不信任感，从而影响护患沟通的顺利进行。

3. 体语

体语主要包括头语、身姿和手势三种，它们既可以支持修饰言语，表达口头语言难以表达的情感意味，也可以表达肯定、默许、赞扬、鼓励、否定、批评等意图。适当运用这些体语非常有利于临床工作。如在收集病史资料时，常与患者进行互通信息交谈，交谈过程中，灵活运用手势或点头等动作，能维持和调节交流的进行，即向对方点头表示"说下去"或"我明白了"。因此，护士在护理患者的过程中，使用适当的示范动作来补充语言，能使患者更充分地理解我们的要求和目的，更好地配合护理工作。

4. 人际距离

人际距离是交往双方之间的距离。在人际沟通中空间位置及距离的选择会以无声的语言表达其社会地位、心理感受、态度、希望承担的角色及义务等。在沟通中，不同距离产生不同的效果。例如：给患者做皮肤护理时采用亲昵距离一般为 15 cm 左右；和患者讨论一件他不愿意让别人听到的事情时采用个人距离一般为 50 cm 左右；如果与患者传达个人信息，宜采用社会距离，一般为 1.2 m～3.7 m；给患者做健康讲座，声音要超出正常范围内并且采用公众距离，一般为 3.7 m 以上。在以往的工作中我们由于不注意空间距离的效应，不同程度地影响着护患关系。因此，在护理工作中护士要有意识地把握与患者的距离，根据具体情况，选择不同的距离。对较孤独的患者、儿童和老人缩短距离，会有利于情感沟通，而对有些敏感患者、异性患者的交往距离应适当远些，以免引起反感或误解。

5. 仪表

仪表是指人的衣着姿态和风度。仪表在人际吸引过程中有着重要作用。护士端庄稳重的仪容，和蔼可亲的态度，高雅大方、训练有素的举止，不仅构成护士的外表美，而且在一定的程度上，给患者以很好的印象，产生良好的沟通效果。人的容貌是情感传递的基本部位，有情感传递和审美的功能，在与患者交往中可起到重要作用。因此，护士的仪表应整洁、亲切、端庄，以展示护士群体的整体素质及美感，塑造护士职业的美好形象。同时护士也应注意患者的仪表，因为它可能会给护士提供重要的信息。例如：有一天护士如果观察到一个平时生活可以自理的患者，头发散乱，衣服不整，无精打采时，护士应以亲切和蔼的态度询问患者：今天是否身体不适，或是遇到什么不顺心的事等，顺藤摸瓜，分析其原因，然后对"症"处理。因此，护士必须对患者的仪表保持警觉，并时刻关注自己的仪表。

（六）沟通结束

沟通时应控制时间，交流既要根据计划，也要考虑现场情况。在准备结束时，不要再提新问题，征询患者对本次交流的看法，简明扼要地总结交流的内容，核实记录的准确性，就患者在交流中的表现，用积极的语言鼓励并加以表述，可为下次交流打下良好的基础。

# 第二节　护患关系沟通

护理人员与患者之间的关系沟通，是护理过程中最重要的一种关系沟通。随着护理模式向系统化整体护理的转变，建立和谐、向上、互动的护患关系已成为做好一切护理工作的前提与关键。

## 一、护患关系的性质与特点

护患关系是在特定条件下，通过医疗、护理等活动与患者建立起来的一种特殊的人际关系,是人际关系在医疗情境中的一种具体化形式。

广义的护患关系是指护士与患者及其家属、陪护、监护人的关系。狭义的护患关系是指护士与患者之间的关系。护患关系是护士职业生活中最常见的人际关系,是护士与患者之间的一种工作关系、信任关系和治疗关系,其实质就是满足患者需要。因此,护患关系除了具有一般人际关系的特点外,还具有专业性人际关系的性质和特点。

（一）护患关系是帮助系统与被帮助系统的关系

护理人员与患者之间通过护理活动所形成的是一种帮助与被帮助的人际关系。帮助系统包括医生、护士、辅诊人员以及医院的行政管理人员等;被帮助系统包括患者、患者家属、亲友和同事等。护患关系与一般亲友间的社交性人际关系不同。首先它具有明确的目的性,即为了解决患者的健康问题。其次它有特定的时间性,当患者有健康问题而与护理人员接触时,关系便存在;当健康问题解决后,关系即告结束。护士与患者之间的关系往来体现了这两个系统的往来。某一护士为患者提供帮助,实际上是执行帮助系统的职责,而患者接受帮助,也体现了患者及其家属和同事的要求。

（二）护患关系是一种专业性的互动关系

护士是掌握一定医学护理专业知识和技能的专业人员,是健康服务的直接参与者。当患者产生健康问题而需要护士参与健康服务时,护士与患者便进入了一种特殊的关系之中,我们称这种关系为专业性人际关系。这种人际关系是护士与患者之间相互影响、相互作用的专业性互动关系,通常还是多元化的,即不仅是限于两个人之间的关系,也表现在护士与患者家属、朋友和同事等社会支持系统之间。由于护患双方都有属于他们自己的知识、感觉、情感、对健康与疾病的看法以及不同的生活经验,而这些因素都会影响互相的感觉和期望,并进一步影响彼此间的沟通和由此所表现出来的任何行为和所有行为,即护理效果。

（三）护患关系是一种治疗关系

护士作为一个帮助者有责任使其护理工作达到积极的、建设性的效果,而起到治疗作用,护患关系也就成为治疗性的关系。治疗性的护患关系不是一种普通的关系,它是一种有目标的、需要谨慎执行、认真促成的关系。由于治疗性关系是以患者的需要为中心,除了一般生活经验等因素影响外,护士的素质、专业知识和技术也将影响到治疗性关系的发展。良好的护患关系,能有效地减轻或消除患者来自环境、诊疗过程及疾病本身的压力,有助于治疗和加速疾病的康复进程。反之,紧张的护患关系会加重患者的心理负担,甚至可能导致情绪恶化,严重影响治疗和康复。

（四）护患关系是一种工作关系

建立良好的护患关系是护士职业的要求，护士与患者的交往是一种职业行为，具有一定的强制性。在整体护理模式下，建立良好的护患关系，更是护士的基本责任和义务。也就是说，不管护士是否愿意，或患者的年龄、身份、职业、素质如何，护士都应努力与患者建立良好的关系。

（五）护士是护患关系后果的主要责任者

护士对患者的帮助一般是发生在患者无法满足自己的基本需要的时候，其中先是帮助患者解决困难，通过执行护理程序，使患者能够克服病痛，生活得更舒适。因而作为帮助者的护士是处于主导地位的，这就意味着护士的行为可能使双方关系健康发展，有利于患者恢复健康，但也有可能是消极的，使关系紧张，患者的病情更趋恶化。因此，护士是促进护患关系向积极方向发展的主要推动者，也是护患关系发生错位的主要责任承担者。

## 二、当代护患关系的影响因素

护患双方彼此形成的关系的基础是一致的，没有彼此的利害冲突，而且双方都在对方的利益上得到体现和满足。但是由于多方面的原因，目前护患关系尚不十分和谐。主要的影响因素有：

（一）护理人员因素

1. 职业道德

护理从本质上说就是尊重患者的生命和权利，护士不但要用精湛的技术给患者以照料，而且要使患者得到精神支持和心理安慰。尊重患者的尊严是社会主义人道主义的具体体现，是护患关系最基本的伦理道德。此外，还要同情患者，对患者的痛苦及心理障碍给予理解；维护患者的利益，尊重患者的权益。少数护理人员医德修养不够，道德素养太低，缺乏全心全意为患者服务的精神，对工作不负责任，服务态度生硬，无视患者的就医权；极少数人以护谋私，公开或暗示性地向患者或其家属提出帮忙办事的要求或索要财物，造成护患关系紧张。

2. 服务意识

最近，许多专家认为，医学应从强调"治愈"（cure）转向强调"关怀照顾"（care）。这就更进一步要求护理工作由实现"以医疗为中心"的服务模式向"以病人为中心"的服务模式转变，调整护理服务的方式、方法，完善护理服务的功能，增强护理人员的服务意识。在日常的护理工作中，由于护士与病床的比例存在着差距，护士工作量大，工作内容也比较烦琐，同时因人力不足造成的工作安排欠合理，造成患者的要求有时难以满足，如护士接待宣教、解释不到位；

有少部分护理人员以患者为中心的服务意识不强，服务不主动，对患者的生命表现出冷漠或不以为然，对待患者提出的要求置之不理或不耐烦，甚至指责患者或家属，导致护患关系紧张。有调查显示，当前医疗纠纷的80%不是由医疗技术引起，其中49.5%是因为服务不好造成的。由此可见，护理人员的服务意识对建立良好的护患关系，提高护理质量具有很重要的作用。

3. 业务素质

当今的整体护理观念，要求护理人员要树立科学发展观，以人为本，体现人文关怀，不断更新观念，学习新理论，把握新技术，满足患者合理的护理需求。但在临床工作中，由于护理人员知识、技术更新不及时，学习意识差等原因，导致其综合素质不高，缺乏扎实的理论知识和过硬的业务技术。技术不熟练，尤其是在抢救中手忙脚乱，丢三落四，不能一步到位，或因护理人员的疏忽，平时准备工作不充分，在抢救中器械出现故障。因工作中查对不严造成注射、输液或输血错误导致患者死亡。因交接班不严，或患者病情突变不知等导致程度不一的医疗事故或护理纠纷。

4. 心理因素

主要是护理人员不良的心理因素。由于护理人员在护理患者的治疗活动中处于优势地位，有些护理人员认为患者有求于自己，把对患者尽义务看成是恩赐，往往以恩人自居，患者只能听从医护人员。如果患者提出自己意见，则是不恭不敬、自不量力的行为。因此会使患者产生厌恶或对抗情绪，影响了护患关系。有些护士心理素质不健全，缺乏适应性，容易将不良的情绪带到工作中，影响护理工作和护患关系。面对社会激烈的竞争，紧张的工作环境，社会的压力以及患者法律自我保护意识的增强，缺乏崇高的职业理想和职业道德，不热爱本职工作，对患者不关心、不热心、不耐心，就会使护患关系处于不协调、不和谐的状态。

(二)患者因素

由于患者素质的参差不齐、患者对病人角色的不适应、对护理工作的偏见，常导致护患间的纠纷，使护患关系恶化。

1. 患者对病人角色的不适应

人患病后，在出现身体不适等生理反应的同时，也会产生各种不同的心理反应，如焦虑、恐惧、猜疑心加重、情绪易激动、孤独感、依赖性增强。患者的这种心理反应，如果得不到护士的理解和及时疏导，极易引起患者的情绪变化，继而导致矛盾和冲突发生，良好的护患关系就难以确立。

2. 社会公德意识欠缺

少数患者不讲就医道德，认为我花钱看病，就是"上帝"，不遵守医院各项规章制度，不尊重医务人员的人格和尊严，以自我为中心，稍不如意就指责、谩骂甚至殴打护理人员，干扰了正常医疗秩序；对护理工作有偏见，不尊重护理人员的劳动，认为护士只能打针、输液、知识水平低，对护士的信任度和依从性远远低于医生，个别患者甚至把护理人员为患者服务看成低人一等，任意指责，甚至有些还无理取闹，不配合护士工作，影响护理工作的开展。

### 3. 对护理工作要求过高

由于医学是一门实践性科学，今天的医学有许多未知的领域，因此，疾病的治疗、护理过程始终存在着成功与失败两种可能。而一些患者或家属要求护理人员（包括医生）只能成功，对医疗的期望值过高，对于患者的病情恶化不理解、不接受，情感发泄迁怒在护理人员身上，影响护患关系。患者或家属对护理结果的期望值过高是造成护患关系紧张的重要因素。

### （三）医院管理因素

医院对护理工作的管理不善也是导致护患关系紧张的重要因素。

### 1. 医院缺乏危机管理意识

医院危机管理就是指在当今竞争激烈、复杂、多变的环境里，医院管理者应树立忧患意识，时时注意与各方面进行有效的沟通与交流，努力消除自身的缺点和对医院不利的各种影响因素，以防患于未然。医院管理部门由于对危机管理重要性的认识不足，使得医院大多是在出现了护患纠纷后才进行解决。通过加强护理风险管理，强化了护士的风险意识及质量意识，同时加强了与患者的沟通，密切了护患关系，将可能影响护患关系的因素预先给予解决，从而减少护患纠纷发生的几率。

### 2. 对护士培训、再教育不足

目前护士的学历层次相对较低，整体素质不理想，不能适应社会发展对护理人员的要求，而管理部门缺乏对护士的专业技术水平和人文素质水平再提高的重视。这种现状影响了良好护患关系的建立。

### （四）社会因素

影响护患关系的因素，除了护士自身因素、患者因素、医院管理因素外，还有一些社会因素。

### 1. 相关法律法规建设滞后

卫生立法滞后对护患双方的责任义务界定不清；在处理一些医疗纠纷时，其透明度不高。这对规范护理行为，调节护患关系是不利的。

### 2. 医疗保健供需矛盾

当前，我国医疗卫生事业的发展还远不能满足人民群众的需要，主要表现在卫生资源不足、分配使用不合理、资金不足、设备差、病床少，医护人员不足、整体素质不高。因而存在"三长"（挂号时间长、候诊时间长、交费取药时间长）、"两短"（看病时间短、医患沟通时间短）。这些问题往往容易引起患者不满情绪。而医护人员由于长期超负荷劳动，工作生活条件差，心情也不舒畅。

3. 舆论导向的影响

当前国内的医患关系跌到了国外罕见、国内历史上从未有过的低谷，医患之间的诚信度大大降低。一方面，普通大众、社会舆论极力要求扩大患者就医的自主权、选择权，另一方面又用过高的期望值要求医务人员"只能成功不能失败"；还有一些人对发生在医患之间的类似事件作壁上观，甚至弹冠相庆；其次一些媒体频繁地对医患纠纷带有浓厚情感色彩而非客观公正的报道，忽视绝大多数医护人员艰辛的劳动和奉献精神，致使一部分患者扭曲了对护理人员的看法，护理人员稍有不慎，患者就横加指责，影响护患关系。

## 三、护患关系冲突及护士在沟通中的作用

护患关系从患者就诊即建立，直至出院后才告完结，贯穿于护理的全过程。在临床工作中，护士与患者接触的机会最多、最密切，因此，护患之间也最容易发生关系冲突。护患关系冲突，即护患交往发生障碍，是影响护患关系健康发展的一种客观状态。要建立和发展良好的护患关系，首先要分析造成护患冲突的主要症结，才能有的放矢地调控护患关系。

（一）护患关系的冲突

护患关系冲突，即护患交往发生障碍，如同其他人际交往过程中经常会碰到的问题一样，护患关系冲突也常出现在护患交往的过程中，是影响护患关系健康发展的一种客观状态。因此，要建立和发展良好的护患关系，首先要分析造成护患冲突的主要症结，才能有的放矢地调控护患关系。

1. 期望与现实的冲突

由于"白衣天使"的称誉在社会上广泛流传，许多患者往往以此来勾画较理想的护士职业形象，相应地产生对护士职业素质较高的期望值，并以此来衡量他们所面对的具体的护士个体，用较高的标准来要求客观上难以理想化的护士。当发现个别护士的某个职业行为与他们的过高期望值距离较大时，就会产生不满和抱怨，并出现程度不同的护患冲突，有的表现为冷漠，有的表现为不合作，有的还可能出现过激的言行。

在护士方面的确有个别护士不能准确了解患者的过高期望并给予适当的引导，或者完全不从自身查找可能引发护患冲突的原因，甚至表现出一种完全对立的态度，认为患者对自己过于苛刻，就有可能导致更激烈的护患冲突。

2. 需求与满足的冲突

患者尤其是急症、重症、老年人住院后，由于生活不能自理，各方面需要人照料，当亲属不在时更渴望护理人员的精心护理。但在护士相对不足、护理工作十分繁忙的情况下，要对所有患者做到精心护理，确有实际困难。另外，患者的需求是多方面的，既有治疗护理上的需求，又有饮食生活上的需求，还有休息环境、娱乐等方面的具体要求。一般说来，患者的这些要求都是合理的，对康复都是有益的，我们应尽力满足。但是鉴于目前医院的物质条件、设备和医疗技术水平，又很难满足患者的一切需求。在这种情况下，护理人员就不能埋怨患者挑剔，甚至与患者争吵。应耐心向患者解释，争取患者的谅解，妥善地解决这些冲突。

3. 外行与内行的冲突

这些冲突，一般是由于患者对自身疾病转归过分关注引起的。患者强烈的康复愿望驱使他们想全面了解自己疾病检查、治疗、护理过程的每一细节，常常缠着医师护士"打破砂锅问到底"，一方面，患者由于对疾病知识了解不多，对护理专业理论多是外行，所提问题在护士看来常常是比较零碎的、重复的、无关紧要的；另一方面，作为内行的护士由于长此以往，已经司空见惯，习以为常，有时不能设身处地去体谅患者的急切心情，对患者的反复提问缺乏耐心，表现为懒于解释或简单敷衍等，这也是引起护患关系紧张的常见原因。

4. 偏见与价值的冲突

来自社会各个层次的患者，对护士职业价值的看法总是受到他们自己的社会、心理、文化等方面因素的影响，有的患者很少与护士交往，对护士职业缺乏了解，只能根据一些道听途说来片面认识护士，把对护士职业的社会偏见带到护患交往中来。少数患者有时对护士个人关切的形式直言相劝，话语中流露出对从事护士职业的不理解。部分护士对他人对自己职业的消极评价特别敏感、反感，很容易就此与他人发生争执，导致护患冲突。

5. 休闲与忙碌的冲突

在为患者实施护理的过程中，护士必须整天面对大量烦琐的事务性工作，特别是随着整体化护理的推广，更突出了护士数量不足，常常是几个护士除了负责几十个患者的常规护理工作之外，还要随时去应付一些突发性的事情，其忙碌程度可想而知。相对而言，患者则处于一种专心养病，看似"休闲"的状态。然而实际上，疾病给患者造成的压力不可能使他们有真正的清闲，有些患者几乎把全部注意力都放在对自己疾病的考虑上，对外界的许多事物包括对护士的忙碌"视而不见"。当个别患者的急需与护士的工作安排发生冲突时，患者可能对护士产生不满，指责护士不尽责；护士可能在疲惫忙碌的状态下埋怨患者不体谅。此时有可能导致护患关系紧张。

6. 依赖与独立的冲突

这种冲突较多地发生在患者的疾病恢复期。一方面，患者经过较长的病程，已逐步适应了部分社会、家庭责任被解除的处境，形成了患者角色强化，在心理上对医护人员的依赖显著增强。有的患者在疾病恢复期，必须遵循现代医学模式，全面帮助患者重建自信，增强独立意识，促使患者获得健康与躯体康复同步的最佳身心状态。在依赖与独立的矛盾中，要求护士有较大耐心和正确引导，如果护士不能就此与患者达到充分的沟通，护士的好意不仅难以被患者接受，反而可能引起患者的误解，导致护患之间的冲突。

7. 伤残与健康的冲突

许多患者在与护士交往时，对自身健康丧失的沮丧、自卑和对他人健全身体、姣好容貌的羡慕嫉妒，常可引起他们内心激烈的冲突，特别是严重伤残或毁容的患者，更是在与他们形成鲜明对照的护士面前自惭形秽。有时把病残的恼怒迁移到护士身上。若护士不能理解患者的情绪反应，则可能出现互不相让的紧张气氛，甚至引发较强的护患冲突。

8. 质量与疗效的冲突

护理质量与实际疗效，一般来说是统一的。护理质量高，实际疗效就好，反之亦然。但是，在某些情况下，如患者病入膏肓、误诊误治或漏诊漏治等，护理质量与实际疗效就不一致。护士精心护理，实际疗效却不一定显著，甚至病情恶化。在这种情况下，就产生了护理质量与实际疗效的矛盾，此时有的患者会错怪护士，使护理人员感到委屈，发生冲突。此时护士要理解患者的心情，宽容患者的责备，帮助患者分析疗效不理想的原因。对护理过程中的不到之处，应予以改进和弥补。

（二）护士在护患关系沟通中的作用

1. 减轻和消除角色不明的影响

角色是指一个人在集体中依其地位所承担的责任和所表现的行为。护患双方角色不明是影响护患关系及其沟通的第一个因素。在护患关系建立和发展过程中，护士与患者对于双方角色的理解应在很大程度上保持一致，这样双方才会有基本一致的角色期待，关系沟通才可以顺利展开。如果双方对各自的角色理解不一致，便会觉得对方的言行表现不符合自己对于对方的角色期待，护患关系及其沟通便会发生障碍。特别是护理模式从功能制护理向整体护理转变的时期，更容易发生因护患角色不明而导致的护患关系问题。在整体护理中，护士的角色功能是多方面的。首先，她是为患者提供帮助的人，是患者的照顾者和安慰者。第二，在对健康问题进行诊断和处理时，她是计划和决策者。第三，在实施护理干预时，她是健康的促进者。第四，在病区或一定范围内，她是管理者和沟通、协调者。第五，她是患者权益的代言人和维护者。第六，在卫生宣教和健康咨询方面，她是教师和顾问。在以上范围之内，患者对护士的角色期待都是正当而且合理的。

与护士相比，患者的角色要简单得多。任何患者都是因为生病和产生健康问题无法自己解决而到医护人员这里求助的，因此，被帮助者是所有患者最主要的角色特征。但在整体护理体制下，患者也不完全是消极被动的求助者。患者在护理过程的大多数环节中都可以积极参与。例如在确定患者健康资料的有效性及确定护理诊断的有效性方面，在制定护理目标及护理干预措施方面，以及在进行护理效果评价方面等，患者的意见、感受和积极参与都是非常重要的。所以，患者作为护理对象，既是被帮助者，也是解决自己健康问题及其反应的积极参与者。

但是，在许多情况下，护士与患者对于各自的和对方的角色功能认识并不很清楚，相互之间角色期待不相一致的情况也会经常发生，因而影响了护患关系及沟通。

下面是一位患肠道肿瘤的女患者对于自己入院第一天感受的描述，从中可以分析护患双方角色不明所产生的问题。

下午二时左右，我由一个年轻护士带到病床边，她给我交代了一大堆关于医院的规章制度，如家属探视的时间、物品怎么放置等等，然后转身离去。她究竟是谁？她负的是什么责任？我一点也不知道。我呆呆地坐在床上，看着邻床一位刚刚做过手术在痛苦呻吟中的老太太，想着自己接下来的治疗不知会是怎样，等待着医生来给我做检查。一个小时很快过去，没有任何人与我说一句话，我心里渐渐烦躁起来，很想问一下，自己究竟该干什么？

医生是否要来检查？因为住院很仓促，我还得给家里打个电话，取些洗漱用品。又一个小时过去了，看着护士们匆匆地走来走去，看着那一张张陌生的脸，几次想开口，又咽了回去。我真有些度日如年的感觉。我不知道这以后的日子怎么过，我只感到一种失望，因为我得不到关于我的疾病检查、治疗、护理的任何信息。最后还是邻床患者的家属告诉我："今天下午是医生集体会诊日，一般不再查房了。"

在上面的例子中，首先是护士对自己的角色功能并不清楚，因而她们对于入院新患者孤立无助的心理状态既不关注，更不理解。那位把患者带到病床边的年轻护士并没有做自我介绍，其角色含糊不清。因此患者不知道谁是自己的责任护士，连向谁求助都不知道。其次是患者对自己的角色特征也不清楚，因而不敢发问，不敢求助。这种状况对护患关系的建立和发展是很不利的，更不利于患者的身心健康。其实，在上例中，护士若能充分意识到自己的角色功能，同时又能充分理解这位女患者孤立无助的角色特征；主动与患者沟通，把患者急于想得到的信息告诉她，帮助患者解决打电话的问题，便可轻而易举地解除患者的心理压力，帮助患者很快适应新的环境。因此，护理人员在消除因角色不明而造成的护患关系问题时具有关键性的主导作用。

在护患关系及其沟通中，护士首先要对自己的角色功能有一个全面而充分的认识，很好地担当起自己的角色责任，才能使自己的言行表现符合患者对自己的角色期待。而护士对于患者角色的理解则应十分仔细，对于患者的角色期待不应过高。因为对于患者来说，医院和病房是一种新的环境。他们过去所熟悉的角色——父亲、母亲、丈夫、妻子、厂长、工人等，全被"患者"这一新的角色所替代。虽然很想当一个"好患者"，但不知道该怎么做。

医务人员都有明确的分工，即使都是护理人员，责任护士与非责任护士的角色功能也大有区别。对于这些，患者是不清楚的，有时就可能提出一些与医务人员分工不相符合的要求，这便是角色不明所产生的问题。因此，在护患关系建立的初始期（即认识期），护士主动与患者沟通，把自己的分工和角色功能介绍给患者是十分必要的，这有利于护患双方保持基本一致的角色期待，有利于发展护患关系和进行有效沟通。

再如患者一般都认为护士的工作仍然只是被动地执行医嘱和进行一些护理操作。许多心理和保健方面的问题，不知道向护士求助，或者当护士向患者了解一些属于心理、社会的情况时，患者甚至会感到突然，以为护士是"多管闲事"。这些也属于角色不明而产生的问题。因此，护士应通过沟通向患者进行必要的宣教，使其了解整体护理中护士的新形象及其角色功能，这对于建立新型的护患关系是有利的。

另外，整体护理提倡患者的积极参与和配合，但如何参与和配合，患者也不知道，更需要医护人员随时加以指导。

总之，在护患关系沟通中，护士具有主导性角色功能。护士对于患者的角色期待要从实际出发，不能期望患者样样都懂，更不能对患者某些不适当的言行妄加指责。因为患者许多不适当的言行，往往是由于护士角色功能发挥不好而造成的。

**2.减轻和消除责任冲突的影响**

与角色不明密切相关的是责任冲突问题，这是影响护患关系沟通的第二个因素。护患之间的责任冲突表现在两个方面：一是对于造成健康问题该由谁承担责任，护患双方意见有分歧；二是对于改变健康状况该由谁承担责任，护患双方意见不一致。这两者都会对护患关系及其沟通产生影响。例如：

## ● 护理人际沟通

某患者血压高，按医嘱服药后仍未能控制。患者认为是医生用药有问题而不满意。但在护患沟通中，护士发现该患者喜食腌腊，摄盐太多，这可能是导致血压控制不良的因素。

也就是说，患者自己对于血压控制不良负有一定责任。但从另一个角度说，患者没有限制盐的摄入又与医务人员没有对他进行有效的卫生保健指导有关，则护士也要负一定责任。类似这样的护患之间对于导致健康问题该由谁负责的争论，非常具体，也非常现实，需要通过护士发挥主导性角色功能并经常进行沟通，才能使护患双方取得一致看法，保持护患关系的良性发展。再如：

一位脑溢血后遗症患者，右侧肢体瘫痪，正在接受针灸和理疗。医生和护士告知患者及其家属，要求患者多做下肢活动以配合治疗。但患者总是诉说自己下肢麻木无力，无法活动，难以配合治疗。

这个例子说明护患双方在该由谁负责改变患者健康状况方面产生争议。患者不愿进行积极的肢体功能活动锻炼，只想单纯依靠治疗。也就是说，患者不愿为改变自己的健康状况承担责任，而医护人员则持不同意见。这也需要通过护士发挥主导性角色功能，并通过沟通和实际的帮助行为，才能使双方取得一致。否则，即使利于护患关系的良性发展，也不利于患者康复。

在护理模式转变的过程中，护患双方在观念转变上有个适应过程，因责任冲突而产生的护患关系问题会经常发生。许多疾病的产生直接与人们的不健康行为有关，例如吸烟、酗酒、不良的饮食习惯和生活习惯等，均可导致患病和健康的衰退。但在许多情况下，患者并不知道自己该对自己的健康承担责任。还有许多因心理、社会因素导致的健康问题，情况则更为复杂。在旧的医学模式和功能制护理体制下，对于患者因个人不健康行为和心理因素而导致的健康问题，医护人员一般是不负责任的。但事实上，患者的不健康行为可以通过医护人员有效的卫生宣教和健康指导而得到纠正；患者的许多心理问题，也可以通过有效的护患沟通得到解决。也就是说，医护人员在这些方面是应该承担一定责任，并可以起主导作用。

西方发达国家早已提出"多元文化护理"这一概念，在护理服务中不仅要求注重技术操作的安全性，而且要求护士在文化安全性方面承担责任。所谓文化安全性，通俗地说，就是要求护士从文化传统的角度注意自己的言行举止对患者健康产生的影响。他们认为：用各种方法满足患者对于传统文化的需要以利康复；这本身就是一种护理，但不属于医生的治疗。在护患沟通中不了解或不尊重患者的文化传统，必然会给他们造成痛苦甚至伤害，这便违背了文化安全性的原则。因此，整体护理要求护士学会正确评估不同患者的文化背景，以便加强护理的文化安全性。

文化安全性这一问题在护患关系沟通中表现尤为突出。护士的谈吐本身就是一种文化的体现，能生动地反映护士的人文修养和基本素质。护士的语言不当会给患者造成伤害。某医大附属医院神经科曾因护士的一句刺激性顺口溜而导致患者跳楼自杀。由此可见，不注意文化安全性而给患者造成痛苦与伤害，与不注意技术安全性一样，是可以致命的，护士应当对此承担责任。在医学不断进展和整体护理不断深入实施的过程中，会有许多新的责任问题，需通过研究来加以认识和明确。

### 3. 减轻和消除权益差异的影响

权益差异是影响护患关系及其沟通的第三个因素。要求获得安全而优良的健康服务是患者的正当权益。但由于患者大多并非医护专业人员，缺乏医护专业知识，而且疾病缠身，失去或部分失去自身控制和料理能力，因而在大多数情况下，患者并不具备维护自己权益的知识和能力。也就是说，患者的许多权益不得不靠医护人员来维护，这就使患者在护患关系中处于脆弱的依赖地位，而护理人员则处于比较权威的主导地位。这种情况往往助长了护理人员的优越感和支配感，在处理护患双方的权益争议时，往往会自觉或不自觉地倾向于照顾医护人员和医院的利益，较少考虑患者的权益，以致使护理服务简单化、省略化，在沟通中对患者表现出冷漠、生硬的态度，缺少关爱，有时甚至还会以服务的优劣作为"奖"、"惩"患者的手段，致使患者有意见也不敢提出，被迫采取"敢怒而不敢言"、"逆来顺受"的态度，因而加重心理负担，影响康复。

在整体护理中，患者积极而有效的参与能大大提高护理效果。于是患者在整体护理中便有了参与权。患者及其家属现在不仅意识到精神和文化安全性在健康服务中的重要性，而且还要求这种安全性与人身安全一样能受到法律保护。医护人员对此应有清醒的认识，以认真和慎重的态度审视患者权益，才能真正成为患者权益的维护者和代言人，以使护患关系保持良性发展。

### 4. 减轻和消除理解分歧的影响

理解分歧是影响护患关系及其沟通的第四个因素。因为当护患双方对于信息的理解不相一致的时候，要进行有效的沟通是困难的，而且这种理解上的分歧，最终将对护患关系造成损害。一位被诊断为癌症的患者，听到医护人员说她会有一个"较好的预后"，便忧心忡忡、焦虑不安。因为这名患者不理解"预后"是什么意思，便凭自己猜测，以为"预后"意味着生命会缩短，而对于修饰语"较好"则完全忽略了。这名患者既为癌症而恐惧，又为"预后"的误解而焦虑悲观。这种状况持续下去会使患者对医护人员采取冷漠态度，对于治疗护理采取消极甚至是拒不配合的态度，医护人员与患者的关系将会受到损害。这种误解需通过护士与患者仔细而耐心的沟通方能消除。

● **护理人际沟通**

医护人员之间习惯于用专业术语进行交流，但这些专业术语对患者来说则是陌生的，很容易造成误解。与前面"预后"相类似的如"禁忌证"、"失禁"、"探查"等。护士在与患者沟通时如不加以解释，便会妨碍患者对自己健康信息的了解，也会阻碍医护人员从患者那里得到应有的信息反馈。

医护人员的语言过于简单，表述不清，也会造成误解。曾经发生过这样的笑话，医护人员将一瓶口服药水交给患者，说："吃的时候摇一摇。"结果患者服药时不是摇动药瓶，而是摇动自己的身体。另外，不同的方言土语也会造成理解的不一致。

为避免理解分歧，护理人员在进行护患关系沟通时，要注意一词多义现象，并反复释义，特别对专业术语要进行通俗的解释。同时要创造一种平等交流的气氛，鼓励对方在不理解时能随时发问。必要时让对方复述自己的话，以确证双方理解一致。

## 四、市场经济条件下的新型护患关系

在传统的护患关系中，护士根据医嘱和护理常规对患者进行护理，通常只要做到视患者如亲人、技术娴熟就会受人称赞。随着社会的变迁与市场经济的建立和完善，医疗市场和医院管理体制改革的不断深化，护患关系的内涵发生了急剧的转变，研究市场经济体制下新型护患关系的发展趋势，建立与市场经济体制相适应的护患关系模式成为护理工作者必须面对的重要课题。

（一）护患关系的发展趋势

由于社会的进步和科学技术的发展，伴随医学模式的转变以及一系列新技术新设备在临床上的广泛应用，护患关系也相应地发生了很大变化，出现了以下几方面的发展趋向。

1. 护患关系经济化

随着社会主义市场经济的建立和发展，医疗市场和医院管理体制改革不断深化，医院在考虑社会效益的前提下，也重视经济效益，强调经济管理与优质服务统一起来，实行优质优价，把医疗服务与个人经济利益挂钩，使得护患关系中的经济关系因素明显增强。尤其是近年来私立医院的不断涌现，将医疗服务商品化、医疗行为商业化、医院大型化和连锁化，甚至公立医院为了生存或利益，以"绩效"和"收入"作为医院经营的主要目的，护患互动的本质近乎变成商家及消费者。

2. 护患关系人机化

现代高科技的飞速发展，对疾病的诊断、治疗和护理方式起到了巨大的推动作用。特别是现代化的检测技术和治疗手段引入临床后，为正确的诊治、护理提供十分有利的条件。但另一方面，它又减少了医护人员与患者直接接触的机会，疏远了护患关系。特别是现在出现的电子计算机专家诊断系统和远程诊疗系统等，几乎完全隔离了患者与医护人员的感情交流。护患之间直接的感情交流逐渐减少，日趋为"物化"所代替，在临床上出现"高技术、低感情"，"医护人员——机械——患者"的不良护患关系，国际上将这种不良医患关系称为"医疗公害"或"第四种社会公害"。

3. 护患关系社会化

传统的医学一直以防病治病、实行人道主义为目的，现代"健康观"、"生命质量"、"健商"等概念的提出，使当前医学的功能得到极大的拓展，要求医疗服务进一步发挥保护人民健康、防治重大疾病、控制人口增长、提高人口健康素质、促进社会物质文明和精神文明建设等社会功能。最近，许多专家认为，医学应从强调"治愈"（cure）转向强调"关怀照顾"（care），医护人员走出医院，走向社会、走向家庭的趋势愈来愈明显。

4. 护患关系法制化

传统的生物医学模式下，护患关系常常是单向型的，只强调医者的权利和义务。随着医疗改革的深入，国家卫生立法逐渐完备，各种卫生法规对护患双方都提出了相应的行为准则和规范。社会同时也强调患者的权利和义务，这是护患关系文明和进步的标志。现在认为，护患关系的法律性质是一种平等主体之间的服务合同关系。"举证倒置"又为护患的法律关系注入了新的内容。在此情况下，护理人员和患者的法律意识、自我保护意识不断增强。

5. 护患关系多元化

护理学科的发展使护理人员的角色要求不再是医生的助手，而是独立地、主动地开展整体护理工作，以满足患者生理、心理多方面的需求；另外，随着人民生活水平的提高，人们对健康的要求已不只限于对疾病的治疗和康复，面对生命和生活的质量提出了更多更高的要求。护理人员为适应这种趋势，必须全面提高职业素质，以满足患者多元化的需要。

6. 护患关系民主化

新型护患关系的另一特点是目标一致的双向人际关系，患者"治病"与护理人员"助人"的价值目标是一致的，要求护患双方通过密切配合，相互合作，共同努力。护患关系的民主化，有助于双方加深了解，使护理人员更加了解患者的社会背景、心理状况等对疾病的影响以及患者疾病的发展演变过程，以此帮助治疗护理方案的制定和调整，更好地实施护理。

（二）构建新型护患关系

市场经济条件下护患关系发展趋势的多向性，对计划经济时代形成的"供给接受型"、"求医施惠型"的护患关系提出了挑战，迫使我们重新认识服务对象，并构建适应市场经济运作的新型护患关系。

1. 将患者视为"就医顾客"

长期以来，我们对"患者"的认识仅仅是"患病需求医的个体"。市场经济体制下的服务营销理论为医院引入了"顾客服务"的理念，即不再将患者单纯看作是"有病的人"（patient），而看作"顾客"（client）。顾客可以理解为接受服务的对象，包括组织和个人。无论从医疗服务提供者的角度，还是从服务对象（现在医院的服务对象已不仅仅局限于有病的人）角度，我们都应将到医院就医的人看作顾客。将服务对象由"患者"转视为"顾客"，可带来以下转变：

（1）角色心理的转变　医护人员可由心理上位改变为心理等位，消除心理上的优势感，多给患者一些平等和关爱。

（2）服务对象转变　护理工作已经不再满足于单纯地为住院患者提供服务，而是更加注意为服务对象提供持续有效的服务，更加满足医疗保健与社区护理的拓展，更加注意潜在医疗市场的开发。

（3）服务内容转变　护理工作不仅要为服务对象提供基本服务，还要根据服务对象的个体需要提供特需服务，尽可能地为患者提供更多的附加服务。

（4）服务范围扩大　护理服务的范围不仅局限在为医院内的患者提供照顾，还包括为社会人群提供与健康相关的各类服务；不满足于患者上门"求医"的方式，还包括主动上门"送医"的服务理念，从而获得服务对象对医护人员的信任感和满意度。毫无疑问，"就医顾客"概念的建立，将使医疗服务发生根本性的变革。

2. 建立"顾客至上"护理服务理念

根据"世界上只有一个老板——顾客"的理论，医院与就医顾客是生存互赖关系。任何一家医院的存在都离不开患者，没有患者的存在，医疗服务将失去价值。医院吸引患者靠的是满足人们对健康的需求和优质的服务，医院的兴衰从某种意义上讲也取决于患者。因此，医护人员应从"患者求医院"向"医院靠患者（就医顾客）"的认识转变，真正树立起"顾客至上"、"以病人（顾客）为中心"的理念。护理市场的运作应以市场为导向，以人的健康为中心；兼顾医院、民众和社会方面的利益。整合护理的人力、设备、技术和品牌资源，从市场运作的角度重新设计护理流程，从市场竞争的角度重新定位护理服务，从而形成良好的就医顾客发展链即"头回客—回头客—常来客—永久客—传代客"。

## 五、护患沟通障碍的排除

（一）明确护士的角色功能

随着医学模式的转变和整体护理模式的推广，护士的角色功能正在向更广阔的方面发展，但为患者提供帮助始终是护士角色功能的基本内容。如：提供护理服务时，护士是照顾者和安慰者；对患者的健康问题进行诊断和处理时，护士是计划者和决策者；在帮助患者争取权益时，护士是代言者和维护者；在进行健康教育和卫生宣传时，护士是教育者和咨询者。护士只有全面认识和准确定位自己的角色功能，才能更好地履行自己的角色责任和工作职责，使自己的言行符合患者对护士角色的期待。

（二）帮助患者认识角色特征

患者是因为身体健康方面出现了自己无法解决的问题才来寻求医护人员帮助的，因此接受护理服务是所有患者最主要的角色特征。对于患者来说，无论其角色是暂时的、长期的还是永久的，都是迫不得已的，即患者对于他们是新角色，医院对于他们是新环境，医护人员对于他们是新伙伴。因此，护士对于患者的角色期待应从实际出发，不能要求患者什么都懂，什么都会，更不能随便指责患者的某些不适当的行为，而应努力帮助患者尽快适应患者角色，避免和缓解可能出现的角色适应不良。护士可以根据患者的年龄、文化程度、职业及个性特点等，预测患者在角色适应方面出现的问题。可以通过交谈和观察患者的行为，了解患者对"新角色"的认识，找出影响患者角色适应的问题和原因，帮助患者积极参与疾病的治疗护理过程。

（三）主动维护患者的合法权益

获得安全优质的医疗护理服务是患者应有的权利。患者享有对自身疾病诊断、治疗和护理措施的知情权和同意权。如果医护人员忽视了患者的权益，不能及时将疾病进展、治疗方案、护理措施、用药类型等信息传递给患者，甚至拒绝回答其提出的问题，患者的知情权就得不到保障，结果护士的信任度也就会随之下降，护患关系就不能得到正常发展。因此护士应有清醒而明确的认识。维护患者的权益是护士应承担的责任，只有主动维护患者的权益，才能促进护患关系的正常发展。

（四）减轻或消除护患之间的理解分歧

护患之间存在理解差异会影响护患关系。因此护士与患者沟通时，应注意沟通内容的准确性、针对性和通俗性，尽量使用患者易于接受的方式和语言，避免使用专业术语或方言土语。同时，应注意创造平等交流的气氛，鼓励患者对不理解的问题及时提问，以使护患双方在对问题的理解上尽可能地保持一致。

（五）提高护理管理水平

护理管理者应根据实际工作量和具体情况合理分配护士工作，以达到充分发挥护理人力资源、空间资源和物质资源的效益，从而保证护士能在最佳的工作环境，最有利的工作条件中创造最好的工作效益和提供优质的服务质量。

# 第三节　护际关系沟通

　　良好、和谐的人际氛围，使人心情舒畅，利于个体能力的最大发挥，是个体成功的增效剂；就组织而言，互相团结、互相协作的人际氛围，能增强群体凝聚力和向心力，利于组织目标的实现。无论个体或组织的管理者都应努力营造"人和"的生活或工作环境。

　　护际沟通是指护理人员之间的交往与沟通。护理人员是指从事护理工作的人员的总称。它包括护士、实习护士、护工（或助理护士）、护理员。其中护士按其职称，又可分为护士、护师、主管护师、副主任护师、主任护师五个等级。护际关系，就是指上述几个层次护理人员之间的人际关系。各类护理人员在临床护理实践中，职责分工不同，但他们的服务对象和目的是一致的。他们在具体的工作中，也会产生许多矛盾，出现互不协调的现象。为了不影响护理工作，就要研究护理人员之间的人际心理、人际矛盾及其处理方法。

## 一、护理人员的交往心理及矛盾

　　各类护理人员由于职责分工、知识水平、工作体验等不同，在人际交往中，往往产生不同的心理，发生人际交往的各种矛盾。

　　（一）新老护士之间的交往心理及矛盾

　　中老年护士大多数热爱护理工作，专业思想稳定，一心扑在工作上，希望青年护士尽快掌握护理技术和知识，对他们要求严格，看不惯少数年轻护士害怕吃苦，工作马虎，敬业精神差，要求他们勤业精业，多吃点苦，手脚勤快。青年护士则嫌中老年护士观念落后，唠叨啰唆，爱管闲事，爱发号施令指挥别人，于是便产生人际交往矛盾。

　　青年护士之间的人际矛盾较多地表现在工作上的互不协作或互不服气、互相嫉妒。个别护士因关系不和，上班时彼此不帮忙，交接班时不认真，险情隐患不介绍，治疗护理不交代，有的甚至互不讲话而用纸条交接班。青年护士都是同龄人，有的还是同学，有的工作能力强，瞧不起工作能力较差的；工作能力较差的，嫉妒工作能力较强的，加上年轻人一般个性较强，往往为一些小事发生争执，影响彼此间的人际交往。

　　（二）护士与护理员的交往心理及矛盾

　　就目前医院情况来看，护理员或（护工）大多数是一些未经过卫校正规培训的人员，有的是待业青年，有的是下岗女工，有的是家政临时工。他们不仅缺乏护理知识，而且对护理工作的重要性认识不足，体验不深，雇佣观念较重，拿多少钱干多少事，缺乏主人翁精神，在与护士的交往中，往往处于被动的地位，根据角色期望心理，他们希望护士能教他们一些基本的医学知识，希望护士能协助他们搞好病区的清洁卫生和管理，希望尊重他们的劳动，提高他们在患者面前的威望，不愿意被人随意打发、指使。护士则希望护理员能掌握一些临床护理基础知识，在搞好病区卫生、供应好饮食之外，能协助护士做一些护理工作，特别是护士工作繁忙或抢救患者时，更希望得到配合，减轻护士一些工作负担。

多数护士与护理员能做到互相关照，密切配合，但也有少数护士与护理员出现分工不协作的现象，有时出现互相挑剔、互相指责的情况。护理员只管搞完卫生就提前下班，不管护士如何繁忙；护士以命令、教训的口气，指使护理员干这干那，有时用责备的口气说这说那，导致争吵或互相推诿等人际纠纷。

（三）护士与实习护士的交往心理及矛盾

护士与实习护士之间既是师徒关系，又是同志关系。带教护士希望护生工作主动、多问、多学、多做，尽快掌握护理操作技术；护生则希望带教护士医德高尚，业务熟练，待人热情，带教耐心。

护士与实习护士间的人际交往一般较好，但有时也会有一些矛盾。带教护士往往喜欢勤快、聪明的学生，而对一些接受能力较差的护生往往表现得不耐心，批评指责较多，甚至操作也不放手，不仅使他们失去学习兴趣和信心，而且产生师生之间的矛盾和冲突。有的护士增加心理压力，出现不愿意带学生的心理状况。

（四）护士与护士长的交往心理及矛盾

护士长与护士交往，希望护士能很好地贯彻自己的工作意图，妥善安排好自己的家庭、生活和学习，顺利完成各项护理工作任务；护士则希望护士长能在业务上过硬，关心下属，一视同仁，多给下属以指导和帮助。

在工作中，有时会出现护士长与护士之间的矛盾。如有的护士不体谅护士长工作的难处，服从意识差，强调个人困难多，考虑科室工作少；少数护士长对老年护士不够尊重，对长期请病假的护士冷淡反感，对麻利能干的护士偏爱亲近，对后进护士一味指责，或只顾抓工作，不关心护士需求等，这些均可造成护士与护士长之间的人际冲突。

## 二、护际关系沟通要素

### (一)建立民主和谐的人际关系

护理集体内部的沟通是以相互理解、尊重、友爱、帮助、协作为前提的。在护理人员之间的沟通，应注意相互交流与信息传递。作为护士长，首先要严于律己，以身作则，一视同仁，平易近人，耐心热情。对待下级护士要多用情，少用权，多用非权力因素的影响力去感染下属。作为普通护士，也要体谅护士长工作的艰辛，尊重领导，服从管理，要明确自己的工作目的是帮助患者恢复健康，而不是为某一个人工作。

护士之间、护士与实习护士之间要互帮互学，教学相长，年轻护士要多向老护士请教，年长护士要帮助新护士掌握正确的护理方法和技巧，在护理实践中耐心传、帮、带，以形成民主和谐的人际关系。此外，还可以通过不同形式的娱乐活动，如外出游玩、联谊会、家庭聚会等非正式沟通交往形式，加强沟通的深度和理解的程度，使整个护理群体更具有凝聚力和向心力。

另外，由于护理集体内部多为女性，故应注意在思考问题和言语沟通中以大局为重，勿为一些是非产生不必要的冲突和隔阂。工作之余应加强学习，充实自己，而不是因闲聊生出事端，应做到不利于团结的话不说，不利于团结的事不做。

### (二)建立团结协作的工作关系

护理工作面临着广泛而繁重的任务，这一系列任务的完成，不仅有赖于护士个人良好的综合素质，而且需要护士之间团结和协调运转。各类护理人员之间应有主动协作精神，有些护理事项不是自己分内的事，但其他岗位的护理人员出现困难也应主动协助，不应强调分工问题。各班护士间应多替别人着想，把方便留给别人，为其他同志的工作创造条件。

要正确对待和处理护理工作中的差错。在处理差错的问题上，反映了护士之间的关系，通常也是护士人际关系的一个缩影。一个识大局、顾大体、有修养的护士，绝不会把过错推给别人，更不会嫁祸于人或在患者面前议论其他医护人员的差错缺点。

正确协调不同级别、不同年龄护理人员之间的关系，是搞好护际关系的又一重要方面。不同级别的护士在自己的职权范围内工作，各就其位，各司其职，就可使护理工作形成一个协调的整体，保证护理工作井然有序地进行。不同层次的护士间应互相学习、互相尊重、互相爱护。级别高、年龄大的护士要关心帮助支持级别低、年龄小的护士和实习护士。年轻护士应尊重年龄大、级别高的护士，接受他们的指导与分配工作，虚心向她们学习。应该在护士之间提倡互相交流思想、沟通信息。人之交往，贵在知心。只要心相通，没有搞不好人际关系的。

要充分发挥护士长的协调关系中的枢纽作用。护士长不仅是病区护理管理工作的组织者和指挥者，也是护士间相互关系的协调者，是护士群体人际关系的核心。为此护士长必须了解自己的所有成员，了解每位护士的长处和短处，以及她们的个人情况。护士长应头脑清楚，有秩序地组织各项工作，处事公平，充分发挥每个护士的积极性。当然，护士不论年长年轻，都应该尊重护士长，支持护士长的工作。

# 第四节　护士与医师的沟通

## 一、医护关系模式

在健康服务群体中，护士与医师的关系最为密切。医护关系在医务人员的相互关系中占有重要地位，它不仅因为医护人员在医院工作人员中所占的比例最大，而且因为医护协调的好坏对治疗全过程的影响甚大。医护关系的模式正从"主导——从属型"向"并列——互补型"转变。

（一）主导－从属型

关于医师与护士的关系，有一个发展变化过程，但是长期以来，"万变不离其宗"，医护关系一直是主导——从属型模式。早期，护理寓于医疗工作之中，未形成独立的职业；随后，由于病人集中收治，护理从医疗中分离出来，但只是为病人提供各种生活护理，护士无须专门训练，他们也未纳入医务人员的行列；随着近代医学的进展，护士开始担任一部分治疗处置任务，他们已不是看护人员，而是医务人员队伍中的一员，但护士工作是医师工作的附属，护士从属于医师，护士的工作只是机械地执行医嘱，护士并不直接对患者负责，而仅对医师负责。医护关系中以上是一种支配与被支配的关系。由此可见，这一模式是与传统的医学模式分不开的。

（二）并列－互补型

随着现代医学的发展，医学模式的转变，人们对疾病和健康的概念在认识上发生了根本性的改变，而护理作为一个独立的学科和完整的体系，也就由以单纯执行医嘱的疾病护理，发展到以人的健康为中心的整体护理，因而传统的主导——从属型医护关系已不能适应医护工作现实的需要，逐步被并列——互补型关系所取代。

## ● 护理人际沟通

**1. 医疗护理两者紧密联系缺一不可**

医疗护理是两个并列的要素，各有主次，各有侧重，两者的总和组成了治疗疾病的全过程，犹如一台机器上的两个相互咬合的齿轮，有机地结合在一起，互相协调，使机器正常运转。上海市第六人民医院的医师说得好："接活一只断臂或游离脚趾，医师的功劳只是一半，还有一半应归于护士，因为手术的成功，包括大量的护理工作。"如术后护理，病室温度调节、空气的消毒、血供的观察、防止血管痉挛和血栓形成、再植肢体的功能锻炼等都离不开护士。这充分说明医疗和护理是互相依存、互相促进的，没有医师的诊断治疗，护理工作无从谈起；没有护士的治疗护理，医师的诊断治疗也无法落实。

**2. 医疗护理两者相对独立不可替代**

在医疗工作中，虽有护士的参与，但医师是起主要作用的；在护理上，护士根据病情和诊治方案，从患者的整体需要出发，制定完整的护理方案，其中既包括了医护协作性工作，也包括了护士独立性工作，如心理护理、生活护理、环境护理、饮食护理、健康指导等，这一切，都是医疗工作不能替代的。护理工作与医疗工作相比，更接近于把患者作为一个整体的人，而不是把患者当作一种病来对待。护士执行医嘱只是医护结合的一种形式，更多更广泛的专业职能和社会功能是不能互相替代的。

**3. 医疗护理两者相互监督互补不足**

由于两者的关系既紧密联系，又相对独立，就为相互弥补提供了可能。在临床上，医师的差错苗头被护士堵住，护士的工作漏洞被医师提醒的事情屡见不鲜。这在主导——从属型的医护关系中是不太容易做到的。

## 二、医护人员关系的特点及影响因素

除与医师进行关系沟通外，在护理过程中，护士还要经常与非临床科室及后勤保障部门人员进行交往和沟通，如与医技检验等科室人员商定患者的有关检查安排，与物理治疗医师讨论患者的肢体功能锻炼和康复锻炼等。护士在与医师及其他医务工作者进行关系沟通时会受到一些特殊因素的影响。

**（一）角色心理差位**

心理方位是指人际交往中双方在互动时，心理上的主导性和权威性的程度，它是衡量人际心理关系最基本的指标。心理方位包括两种情况，一是心理差位关系即发生互动关系时，双方在心理上分别处于上、下位，如师生关系、主雇关系、父子关系；二是心理等位关系，即发生互动关系时，彼此间没有上、下位之分，如朋友关系、同事关系等。

由于长期以来医护关系是主导——从属关系，因此容易形成护士对医师的依赖、服从心理，在医师面前感到自卑，觉得自己比医师低一等，只不过是医师的助手，表现为机械被动地执行医嘱，认为不折不扣地执行医嘱就是好护士。与此相反的是近年来随着护理教育的进展，一批高学历的护理人员走上临床工作岗位，少数人过分强调了护理专业的独立性和专业性，不能很好地尊重医师。这两种情况都不能形成医护之间的正常互动关系。医护之间应是心理等位关系。

（二）角色压力过重

护士及其他医务人员在健康服务群体中均有各自独立的角色功能，并在各自的工作范围内承担责任。如果分工合理科学，各自的角色负担比较适当均衡，则医务人员内部关系就能比较协调，矛盾冲突可以较少的发生。但实际情况并非如此理想。例如许多医院医护比例失调甚至倒置，医师满员或超编，护士却缺额严重；或者是其他岗位人员为"固定工"，护理岗位人员多为招聘的"临时工"；或者是岗位设置不合理，忙闲不均等。这些都会造成某些人员角色压力，影响相互关系。由于医务人员常常因为不适应的角色压力而变得脆弱、易怒和紧张不安，所以角色压力形成的不满情绪常常是医务人员关系紧张的来源。

医院里不同班次护士之间的关系也是互相依存的。上白班的护士如不能完成白班的工作要求，就会把没完成的工作加到上夜班的护士身上，由此加重了夜班护士的工作量。不同班次的护士会在处理角色负担过重时发生冲突。

角色负担过重所形成的压力还会使医务人员不得不把所有精力投入工作，不能够或不愿意在关系沟通方面多耗费时间和精力，这更会对医务人员内部关系产生不利影响。这种状况最终将影响健康服务的效率和质量。

（三）角色理解欠缺

健康服务群体中不同专业的医学教育一般都在独立的、与其他专业分离的情况下进行，不同专业互不了解，这也会影响医务人员之间的合作关系。特别是在专业发展和变革迅速的情况下，更会造成专业间的理解欠缺。例如目前我国的护理模式正处于从功能护理向整体护理转变的过程中，医师与其他医务人员对此并不清楚，提出一些疑问甚至非议，这便会会使护士与医师之间的关系产生一些新的问题。

在医院日常工作中，不时可以听到医护之间或各科室之间相互埋怨或指责，如医师医嘱缺乏计划性，或物品用后不清理，引起护士抱怨；护士未在规定时间给病人输上液体或做完处置，造成医师不满。这其中固然有一些客观因素，但仔细分析，缺乏沟通交流而形成误会也是重要原因。

### （四）自主权争议

医务人员按分工，在自己职责范围内应该是有自主权的。但是在某些情况下，医务人员常常会觉得自主权受到侵犯，因而产生矛盾冲突，影响关系。比如当护士、医师对于医嘱有不同的看法时，便可能产和自主权争议：医师认为立医嘱是医师的事，医师会对此负责，不需护士干预；护士则认为自己有权对不妥当的医嘱提出意见，医师不该拒绝。另外，当医师和护士对同一患者病情观察结果不一致时，或者责任护士与非责任护士对病情观察结果不一致时，或者当有经验的护士对缺乏经验的年轻医师的处理有异议时，都可能产生自主权争议。此时特别需要双方心平气和地通过沟通来取得谅解和一致。

## 三、护士在医护人员内部关系沟通中的积极作用

通过有效的沟通以改善医务人员内部的关系，这固然不是护士单方面的责任，但护士在许多方面可以发挥主动而积极的作用。

#### 1. 主动介绍专业

主动介绍和宣传护理的专业特征，以求得其他医务人员的协调配合。例如整体护理在许多医院是刚刚起步或正在试点的新型护理模式，这便需要宣传介绍。除了医院有组织的宣传之外，护士在日常工作交往中，也应随时与其他医务人员进行沟通，结合整体护理实务，具体地解释其特征和必要性，以免因其他医务人员不理解整体护理而发生关系问题。

#### 2. 相互学习理解

理解并尊重其他医务人员的专业特征，主动配合别人的工作，改善关系。例如护士在帮助患者进行有关的化验检查时，就应该理解这些检查的有关制度规定及其必要性，以便配合并向患者解释。护士对医生的用药治疗等也应有所理解，以便必要时对患者进行卫生宣教，或者解答患者提出的有关问题。当感到角色压力过重或发生争议时，更要冷静对待，分析原因，妥善处理。要善于进行自我心理调适，避免盲目冲动。切忌在患者或家属面前与其他医务人员争执不休，更不应在患者面前议论医生或其他医务人员的是非长短。这些对于关系沟通都是十分有害的。

#### 3. 加强沟通、真诚合作

护理工作包括三个方面：依赖性的、相互依赖性的和独立性的。依赖性的是指必须按医嘱工作的部分，在这部分工作中，护士的职责在于使医生制定的治疗方案得到准确无误的执行。相互依赖性的是指护理人员和其他医务人员共同合作所进行的工作，如监测病情变化和治疗反应、预防并发症等。独立性的即指用护理手段能独立完成的工作，如解决患者健康问题等。所以，加强沟

通、真诚合作对护士来说特别重要。护士与患者接触的时间最长、机会最多，对病情观察最细。护士一方面要严格而科学地执行医嘱，同时应经常与医生沟通，把对患者的观察和自己的意见、建议及时告诉医生。

总之，护士与医师的沟通，有赖于双方共同的知识水平、道德意识和相互的理解支持，护士应从患者利益出发，积极主动地与其他医务人员配合，共同出色地完成各项医疗护理工作。

## 【案例分析】

李老师因糖尿病肾病住院，护士早晨为他发药。

护士："李老师，早上好！昨天晚上睡得好吗？今天感觉怎么样？您现在应该服药了，我给您倒水。这是降糖药，你要在用餐前30分钟服用。"

李老师服完药问护士："您落了一种药吧，医生说要服两种。"

护士微笑着说："噢，您记得很清楚啊，是还有一种，活血保肾的，每8小时服用1次，由于降糖药是餐前的，两种药物服用时间不同，所以没有同时发给您，怕您不好区分，到时候我会送来的。"

在案例中，护士在与患者的沟通，你从中得到什么启示？

## 思考与练习

1. 简述护患关系的性质与特点。

2. 护士在建立良好护患关系中应起什么作用？

3. 简述市场经济条件下新型护患关系的内涵与发展趋势。

4. 解释护患关系沟通的影响因素，举例说明护士在消除这些影响中的功能和作用。

5. 护理人员的交往心理及矛盾有哪些？如何处理？

（李慧）

# 第七章 护理工作中与特殊人群的沟通

## 学习目标

1. 了解护理工作中与特殊人群的沟通的特点。
2. 熟悉护理工作中与特殊人群沟通的重要性。
3. 掌握护理工作中与特殊人群沟通的技巧。

## 名言导入

医生有两种东西可以治病，一是药物，二是语言。

——古代西方的医圣希波克拉底

自 1995 年开始，我国护理界逐步实施整体护理，这种新的护理模式重新界定了护士角色和工作的内涵，有效沟通成为提高护理工作质量的核心和关键。据调查，临床上 80% 的护理纠纷是由于沟通不当或沟通障碍导致的；30% 的护士不知道或不完全知道如何根据患者或家属不同的情绪采用不同的沟通技巧；83.3% 的护士对沟通方式基本不了解；33.3% 的护士认为对患者及家属提出的不合理要求应不加理睬。研究还发现，77.78% 的患者希望每天与护士交谈 1 次。这说明，目前护士的沟通能力与患者的沟通要求还远远不相适应，相当一部分护理人员缺乏沟通的理念、知识和技巧。在临床护理实践中，护理人员会接触到各式各样的患者，这就需要我们根据不同患者的具体情况，有针对性地进行沟通或做出沟通回应。

## 第一节 与儿童的沟通

由于国家计划生育政策的实施，患儿多是独生子女，备受家长的宠爱，同时小儿还处于生长发育的时期，患病后症状和发展过程与成人不同，面对这样的特殊群体，护士更要认识到有效沟通的重要性。只有有效沟通、做好心理护理才能使患儿和家长增强对医院的信赖和安全感，更好地配合治疗，促使疾病痊愈。

## 一、儿童的沟通特点

儿童生理发育快,对疾病耐受力差,反应性强。儿童由于处于生长发育的初期,脑神经发育还不完善,对外界的刺激反应特别强烈,稍有不适或疼痛,就会表现出烦躁、哭闹、不安、注意力不集中、好动、走神等表现,在这种状态下和患儿交谈是非常困难的一件事。

儿童处于思维发展的初级阶段,以直观、形象思维为主,逻辑思维能力刚刚萌芽,理解事物有障碍,语言表达能力有限,这些特点给沟通带来很多的困难,需要医护人员更有耐心、爱心。

## 二、与儿童沟通的原则

(一)尊重儿童,学会与儿童平等沟通

现代儿童观的核心是尊重儿童,视儿童为与成人平等的个体,尊重他们的生存权与发展权。我们必须了解儿童的基本特点,按照适合他们的方式去和他们沟通。例如,儿童思维具体形象,我们要避免空洞地给他们讲大道理;儿童的兴奋过程强于抑制过程,活泼好动是健康儿童的标志,我们应给他们留有充分活动的空间。孩子记得快,忘得也快,我们不能抱怨他们不用心……我们要尊重每个孩子的个性,以平等的态度与儿童沟通,提供信赖、无拘无束的交流环境。

(二)争取家长配合

目前普遍是独生子女,家长对儿童患病非常重视。如果配合不默契,沟通有障碍,将对患儿的治疗、护理带来困难。护士要牢固树立以人为本的服务思想,要与家长建立友好融洽的护患关系,加强与患儿家长的交流,耐心解答家长的疑问,同时注意把握分寸,以宽容、接纳的态度对待家长的挑剔、抱怨和迁怒,对不配合治疗和有无理要求的家长,使用恰当的语言技巧和委婉的方式进行沟通,避免正面冲突。

## 三、与儿童沟通的途径与技巧

(一)创建美好的治疗环境

美好的环境就像无声的语言,可以拉近护患距离。护理工作站是护患交流的第一平台,我们可以在天花板上挂上好看的、声音好听的风铃,消除孩子的陌生、恐惧,减轻家长的紧张、焦虑。创设家庭式的温馨病房,在病房的透视窗上张贴利用静电吸附的卡通唐老鸭、米老鼠等图案,病房走廊墙壁贴上色彩鲜亮的卡通故事、育儿知识,并配有图画等,使孩子能够更快更好地适应新的环境。

（二）不断提高护士自身素质，树立良好的形象

1. 保持外在良好形象，增强自身修养

良好的第一印象对建立良好的护患关系起到事半功倍的效果。在接待患儿及家属时，一身整洁得体的着装、一脸和蔼可亲的笑容、一声亲切暖人的称呼、一次轻轻的抚摸，往往会减轻患儿及家属的恐惧和焦虑心理，增加护患间的亲和力，为有效沟通打下良好的基础。

2. 稳定的心理素质，遇事不乱、处变不惊

因为独生子女陪护较多，人多则乱，再加上个别患儿家长自身素质不高，看不起护士，对护士言语、工作都非常挑剔。因此，护士不断增强心理素质和心理承受能力，学会从容面对各种压力，积极采取各种放松技巧。在进行各项操作时，护士应调整好自己的心态，要心胸开阔，冷静谨慎，沉着应对，不能出现慌张无措的状况，以免降低彼此的信任感。特别是在工作中受挫，不灰心、消沉，能够积极、科学、适时地进行心理调节，及时排解心理压力，给自己营造一个轻松的工作心境和氛围，这样才能进行有效沟通。

3. 尊重患儿及家属，选择适当的称呼

接待患儿及家属时，一个恰当热情的称呼，既让对方感到了被尊重，又一下子拉近了医务人员与患儿及家属间的距离，缓解了他们的紧张情绪，取得了合作的首要条件。如多次输液的患儿，要用心记住他们的名字，护士如主动亲切地叫出他们的名字，无论患儿及家属都能感觉自己被关心和被重视，容易加深护患感情，融洽护患关系。

（三）娴熟地掌握护理操作技术，加强宣教

1. 娴熟的穿刺技术是一种无声的语言，可以消除家属由于心疼孩子而产生的紧张、焦躁情绪

在操作前，要向患儿及家属讲清操作的必要性及如何进行配合，用真诚地态度取得患儿及家属的合作。要根据患儿的性别、年龄给予恰当的语言鼓励和安慰，这样也能分散患儿的注意力，减轻疼痛。穿刺成功后，护士要真诚的夸奖患儿的勇敢，表达对他们的喜爱，感谢家属的积极配合；穿刺失败时，护士要诚恳地向患儿及家属道歉，并征求患儿及家属的意见，再选择合适的穿刺部位或更换操作护士。

2. 患儿及家属缺乏保护血管的知识

婴幼儿因长时间的输液、哭闹、不合作，年长儿也因长时间的束缚而急于活动或上厕所，家属急于收拾衣物等，都容易造成血管按压时间不够，引起局部淤血、肿胀、出血，既增加了下次输液的难度，还可能使家属迁怒于护士，产生不必要的口角。护士要提前加强这方面的宣教，并将已出现的情况告知家属

采取补救措施。保护好静脉，既有利于护士的工作，又保护了患儿的血管。

（四）运用语言和非语言沟通的技巧

1.运用恰当的语言

语言是护士与患儿及家属沟通的重要工具。恰当地运用语言进行心理护理和健康教育是护士做好护理工作的必备条件。

（1）主动关心，找准谈话的切入点。儿童害怕医护人员是一种十分普遍的现象，作为护士要主动去关心他们，询问他们的病情、需要，了解他们的心理感受。首先，主动介绍自己，用和蔼的态度接近患儿，用儿童语言亲切询问患儿的乳名、年龄、学校或幼儿园名称等患儿熟悉的生活与事情，如我们可以这样说："小朋友，让我们认识一下好吗?""我知道XX是最乖、最勇敢的宝宝了，我是可以帮你治病的护士阿姨哦"。其次，向家长热情介绍医院环境、设施、各种规定并对主管医生和护士进行介绍，帮助家长尽快熟悉环境，消除紧张、焦虑心理。护士要充分理解家属的心情，设身处地地为他们着想，安慰他们，稳定他们的情绪，消除他们的焦躁心理，积极解决面临的应急问题，了解患儿病情的有关情况，为治疗和护理提供充分依据。

（2）熟悉患儿的语言，了解患儿的喜爱。运用患儿喜欢的儿童语言与他们交流。根据患儿不同年龄、个性特点进行沟通，要注意以下几个方面：①和孩子讲话要比较慢、口齿清楚、声调温和亲切，要根据孩子的年龄特点，让他理解自己的意思；②不要用比较的语气刺激孩子，如"你看人家多坚强，一点也不哭。"这样会引起孩子的妒忌心；③不要恐吓孩子。"你还哭闹，就再给你打一针"，恐吓会引起胆怯，甚至造成心灵阴影。④1岁以内的以逗引为主，夸其皮肤白、眼睛大、头发黑等使家长欢心。2岁以上男孩夸其坚强、勇敢，女孩夸其聪明、美丽，并多使用肯定的语气如"我要给你扎针，请伸出左手"，尽量不使用"是不是"、"要不要"的模棱两可的话，反应强烈的患儿不妨采用鼓励与态度严肃相结合。

（3）谈话要有科学性和艺术性。现代医学护理的发展，要求护士不仅要熟练掌握专科理论和护理技术，还要深入学习其他各个领域的知识，只有掌握了全面的知识，才能对患者及家属提出的各种问题做出有科学根据的回答。谈话也要有选择性、讲究艺术性。与患儿及家属的交流不是海阔天空，要有目的、有主题的交谈，一定要紧紧围绕患儿的病情治疗，将谈话控制在自己需要的信息范围内；治疗过程中加强巡视，对家长提出的问题耐心解答，进行卫生常识指导、疾病知识指导、用药指导、饮食指导、心理指导；治疗完毕询问有无其他要求，做好出院指导、注意事项，教家长正确的护理知识，如：如何正确换尿布，如何及时添加辅食等，这样既让患儿得到正确护理，也增加了护患感情；

建立电话随访制度，通过随访，拓展延伸了我们的服务，把服务从医院延伸到社会，从患者扩展到健康人，不断提高全民健康水平。

2.运用非语言交流

非语言沟通技巧常能表达语言所无法表达的意思，且能充分体现护理工作者的风度、气度，有助于提高沟通效果，增进和谐的护患关系。

（1）手势和动作。用手势配合口语，以提高表现力和感应性。在病情允许的前提下，护士应该经常抱抱患儿，抚摸其背、头、肢体部位，增进护患感情。在患儿高热时，在询问病情的同时，可用手摸摸患儿的额头是否烫手，来进一步体现关注亲切的情感。穿刺时，暖暖患儿冰冷的小手，既能提高穿刺成功率，又体现了温情和关怀。注射完毕，帮助患儿放好挽起的衣袖，病房巡视时，帮助患儿摆放合适的位置，递一杯水，挪开影响输液的障碍等，都能处处体现出护士对患者的人文关怀，有利于建立良好的护患关系。

（2）表情和眼神。常用的面部表情就是微笑，护士常面带自然，坦然的微笑对患儿极富有感染力。患儿焦虑时，护士面带微笑与其交谈，本身就是"安慰剂"，患儿恐惧不安时，护士镇定从容不迫的笑容，能使患儿镇静，产生安全感。另一方面，恰当地运用眼神能调节护患双方的心理距离，如在巡视病房时，尽管不可能每个床位都走到，但以眼神环顾每位患儿，能使之感觉到自己没有被冷落，当患儿家属向你诉说时不应左顾右盼，而应该聚神聆听，患儿及家属才能意识到自己被重视、被尊重。

总之，在和患儿及家属进行沟通时，要因人而异，灵活而有针对性。护士的态度要热情、诚恳，语言文明、亲切，行动要处处体现关爱和人文关怀，多观察患儿的反应，做到倾听时耐心，观察时细心，治疗时专心，沟通时热心。

# 第二节　与老年人的沟通

我国60岁以上老年人口已达到总人口的10%，在今后几十年中，我国老年人口占总人口的比例还将呈上升趋势。如何提高老年人群生活质量和生命质量的水平，已逐步引起了全社会的重视。老年患者在心理、生理上同年轻人不同，对疾病的表现也有其特点，不同的老年人其生理功能、精神状态以及生活经历、性格特征有着巨大的差异，大多数的老年人性格温和，易于交往，但有些老年人性格古怪，难与之沟通及交流，还有些老年人由于缺乏家庭成员的关心和温暖，缺乏同家人的沟通交流，疾病的折磨、生活的困难，使他们易产生悲观厌世的心理。因此，了解老年人的心理特点，采取有效的沟通技巧，增进理解，以满足患者的心理需求为目标，才能为老人提供高质量的护理。

### 一、老年人的沟通特点

（一）生理特点

老年患者生理特殊性表现在各种器官功能逐渐减退，机体对内外刺激反应迟钝，代谢下降，运动系统机能也随之下降，行动迟缓、活动减弱，如：听力、记忆力、视力减退，身体多伴有慢性或老年性疾病，如心、脑血管疾病、糖尿病等。

（二）心理特点

随着年龄增长，精神活动趋于缓慢和欠灵活机敏，由于器官功能的减退，感觉能力特别是视、听、味、触等的感觉灵敏度以及意志行为逐渐减退，生病住院时诸多顾虑，情绪低落、焦虑等。生活上常表现为性情不稳、孤独、焦虑、固执、恐惧、多疑、依赖。在医疗方面，如偏听、偏信、迷信某些医疗方法等。在情绪方面，表现为易激惹，且需要长时间才能恢复平静，易出现焦虑、抑郁或淡漠。意志活动方面，表现为兴趣狭窄，生活圈子小，有时缺乏目的和计划。性格方面，表现为固执、不喜欢社交、语言幼稚等。

### 二、与老年人沟通的途径和技巧

（一）沟通前的准备

掌握患者的特点，包括身体状况、情绪、性格甚至于家庭情况等。通过查看医生书写的病历、病程记录、相关检查结果等，详细了解沟通对象的病情及其变化。勤于观察，多在生活中观察患者的行为，积累与不同类型老年患者沟通的经验。

（二）尊重老人，真诚坦率

护士要尊重每一位老年人，交流时应像对待自己的父母和亲人一样，坦诚自己对老年人的想法和态度，充分重视他们提出的各种要求和建议，真正做到"老吾老以及人之老"。如：护士在工作中可以根据不同的性别、职业、文化程度等给予患者一个恰当的称呼，可以选择"李老、张老、刘大妈、彭大爷"这样的称呼；使患者心情愉快、自尊心得到满足，在老年人面前避免让其感到不信任的身体语言、语调和面部表情，老年人怕得病，又怕查出病，因此忧心忡忡，如果老年人看到医护人员在其面前交头接耳、小声说话，老年人会多疑，增加了老年人的心理负担，不利于疾病的治疗；由于住院老年患者有脾气暴躁、记忆力差、反应迟钝等特点，很容易对护士产生依赖、信赖和敬畏的心理变化，为此在与患者交流中力求亲切大方，以热情友善的目光正视患者，耐心倾听他们的心声，切不可粗暴、打断或表现出不耐烦的情绪，用真诚的行动与细致、周到的护理去换取其信任，使他们愿与你接近、沟通，为进一步治疗、护理奠定良好的基础。

（三）运用语言和非语言的技巧，有效沟通

1.适度的表情与肢体语言

面部表情是非语言性沟通中最丰富的源泉。与老年患者交谈时，要面带微笑，态度从容镇定、充满自信，应把注意力集中在对方身上。可以用手势配合语言提高表现力和感染力。轻轻的帮扶，关切的眼神，都会缩短与老年患者的距离，让他们感受到关爱，从而愿意敞开心扉。已有证明触摸是老年人与外界沟通的最佳方式，有人总结了在运用触摸技巧时应注意以下几点：

（1）学会接受老年患者用抚摸我们的头发和脸颊来表达谢意。

（2）渐进性地展开治疗性触摸，并观察老年患者的反应。如果老年人面部表情僵硬、肌肉紧张，表示老年人对触摸的否定。如老年人被触摸后显得自然或舒服，则是对触摸接受的表现。

（3）根据不同的情况选择不同的触摸形式和部位。触摸最易被接受的部位是手，握手是最不受威胁的触摸，其次是前臂、上臂和肩部。绝大多数老年人都忌讳被触摸头部，护理人员应尽量避免。

（4）要让老年人知道你的存在以后才可以触摸，因为很多老年患者因视力、听力的丧失，很容易被惊吓，所以应尽量选择从功能良好的健侧接触老年人，绝不要突然从背后或患侧触摸。

2.护士与老年人交谈时语言要通俗易懂，双眼注视老年人，认真倾听其叙说

在表现出对叙说内容感兴趣的同时要有适当的反馈，可以用插话或点头、微笑、目光、表情等表示。与老年患者沟通时，必须注意讲话的方式和态度，应特别注意用词要简洁明了，交代事情时要一件一件地说，不要一次说几件事，以免老年人混淆，面对一些重要的事情要重复强调，直到老人理解、记住，必要时还可以配合用书面记录、提示并告诉家属；语速要适当放慢，要给老年人足够的时间理解、消化信息并做出反应；要用建议和商量的语气，不要用命令和强迫的语气。老年患者往往考虑问题较多，渴望对各项治疗操作有更多的了解。在回答与患者病情有关的问题时，在不影响保护性医疗的情况下，适当给予通俗的解释，使患者能正确认识自身的疾病。

3.老年患者一般都会产生无用感、失落感

究其原因就是退休以后富有规律和节奏的工作、劳动、生活被打乱，心理上产生不适应，精神烦闷，所以在发现得病后很容易产生厌世心理，孤独、自卑心理。护士应把握每次与患者接触的时间，随时随地进行沟通。护士可以在

床头交接班、晨间护理、入院宣教、打针、发药、基础护理时融洽沟通的气氛，注意坚持不懈，主动积极地与患者沟通。护士要有足够的耐心，专心倾听老人的诉说。有人说："对老人要谈他的过去，对中年人要谈他的现在，对青年人要谈他的将来。"老人都喜欢回忆过去，这样能减轻老年患者的心理负担，消除紧张焦虑的不良情绪。对于这些老年人只要身体还可以鼓励其参加老年活动中心的多种活动，关心国家大事。另外也可以让思想境界较好的老年人组织和带动其他老年患者一起谈心，在参加各种有意义的活动中进行一些说服和鼓励，帮助老年患者实现自我。

4. 选择合适的语调和声调，适当的幽默一下

俗话说"老小、老小"，老人像孩子，你得哄着、顺着。如："您老好多了""您老真棒"一些赞美柔和的语言和声调会让老人感觉很舒服。说说笑话、逗逗乐子，它能帮助我们更好的与老人沟通。

(四) 特殊情况下的沟通技巧

1. 听力有缺陷的老年患者

护士进入病房可轻轻触摸老年人让其知道自己的到来，应面对老年人，让其看到你的面部表情和口型手势等，不要喊叫，要耐心地对待老年患者，对有文化的患者也可以用书写的方式进行交流。

2. 对视力不好的老年患者

护士一进病房就应该轻轻叫患者的名字，并告之你的姓名，让其熟悉你的声音，避免使用非语言信息进行交流。

3. 记忆力差的老年患者

护士在告之住院规章制度及用药饮食相关知识时要不厌其烦地多说几遍，并在适当的时候对老年患者进行询问，针对反馈情况继续进行宣教。

4. 临终老年患者

临终老年患者的内心世界是非常复杂的，易产生悲观心理。我们首先要做好患者子女的沟通，要他们理解老年人的心理状态，要求子女在物质和精神上多给予安慰，使他们配合医护工作，另外，可以参考本章节第六节中与临终病人的沟通技巧。

总之，护理工作既是一门学科，又是一门艺术。老年人是社会中的弱势群体，有生理与心理方面的特殊性，在与老年患者的沟通中，更有许多独特之处。老年人经常与家人、朋友交流可以降低其认知障碍率。因此，护理人员在与老年患者交流时，要耐心倾听老人的叙述，了解他们的内心活动，并给予充分的理解，设法帮助解决日常生活中发生的困难，使老年患者有依赖感和安全感。同时要处理患者与家属的关系，使患者保持愉悦的心情，积极配合治疗和护理。

# 第三节　与急危重症患者的沟通

急危重症患者，是指那些发病急、病情重而需要紧急抢救的患者。瞬间袭来的天灾、人祸或恶性事故等超常的紧张刺激，使患者缺乏足够的心理准备，精神高度紧张，常常导致心理反应极其复杂。急诊护患关系的特点是建立时间短、要求高、矛盾多。因此医护人员必须掌握与急危重症患者沟通的技巧。

## 一、急危重症患者的沟通特点

### （一）紧张、恐惧心理

急诊患者由于是忽然遭受意外伤害或病情急剧恶化等原因前来就诊，患者缺乏足够的思想准备，表现为精神紧张、恐惧不安。因为患者没有足够的时间选择治疗时机和接受与治疗有关的知识教育，对自己的病情缺乏必要的心理准备，恐惧治疗与挽救生命的矛盾，产生严重的内心冲突。他们多数是根据医护人员的言谈举止、家属的表情、行为来猜测病情的严重程度，衡量手术的必要性和判定成功的把握，这更加剧了患者的紧张、恐惧心理。

### （二）焦虑不安心理

因为发病急骤，有的患者身边无亲属陪伴而备感不安，有的因在单位或家庭中担任重要角色，放心不下工作或家庭负担而显得顾虑重重。治疗费用、治疗前后可能的疼痛及其他痛苦，突然中断的工作，家庭事务的安顿与否等多种信息均可能干扰患者的正常情绪，心理承受力低而更容易陷入焦虑、烦躁甚至恐惧的心境中。表现为烦躁不安，敏感多疑，激惹性增高，有的吞吐犹豫，心灰意冷，表情淡漠，有的故作镇静以掩盖焦虑，但表情焦急。

### （三）情绪低落、悲观绝望心理

因车祸、工伤等致残或突然失去亲友，受到过度的打击而处于不敢或不愿意接受现实，表现为表情淡漠、对周围的刺激无反应、不言语、拒答等。超常的刺激可以摧毁一个人的自我应对机制，出现心理异常。尤其因意外事故需截肢的患者心理更为脆弱，他们认为自己将成为废人，由于过分的忧虑和恐惧而失去心理平衡，产生悲观、绝望的心理，甚至不配合手术，严重者会产生轻生念头。

## 二、与急危重症患者沟通的技巧

### （一）提高护士自身素质是维系沟通效果的纽带

护士面对急危重症患者，应具备严谨的工作态度和娴熟的护理技术，有较强的应变能力和敏锐的观察力，能应付各种紧急情况，及时发现问题及时处理,这样会使患者对护士产生信任感和安全感。医务人员在工作期间不说与手术无关的事,不讲会使患者误解或加重病情的话,尤其在抢救时更应注意。严格执行保护性医疗制度,让患者以良好的心态安然度过手术全过程。抢救患者时应沉着冷静、动作敏捷,并以简明易懂的语言给予患者恰当的解释和安慰,切勿惊慌失措,以免增加患者的心理负担。各项操作要做到稳、准、轻、快。操作时尽量减少、减轻器械的碰撞声,避免给患者造成一些不良刺激。静脉输液或深静脉置管均应做到一次成功,以增加患者对医务工作者的信任度。

(二)建立良好的第一印象,稳定患者情绪

急危重症患者大多数起病急、病情重,病势凶险,患者对疾病缺乏认识,心理随机应变能力不足,护理人员在迅速、及时、有效配合抢救的同时,应首先稳定患者的情绪。此时,护士首先要对治愈疾病的态度上要高度的重视,要有足够的信心。应当做到紧张而又热情地接诊,亲切而又耐心地询问,悉心体贴关怀周到,使患者感到在危难之时遇到了救命的亲人,这种护患关系,能够增强患者战胜疾病的信心,主动积极配合救治,提高抢救成功率。

(三)重视并满足患者家属的心理需求

急诊患者的心情大多数是担忧、焦虑不安的,这可增加患者的心理压力。在救治过程中,其家属、亲友由于对突发疾病的恐惧和缺乏了解,对亲人病情的担忧,往往会表现得惊惶失措,哭闹喊叫,甚至易怒、冲动,不但影响了正常抢救秩序和抢救过程,而且会给患者情绪带来更坏的影响,使之过分担忧病情,反而加重病情。所以,我们必须做好家属、亲友的思想工作。在做好抢救工作的同时,尽可能向家属介绍患者的情况,稳定情绪,共同关心患者,促进疾病痊愈。尤其对生活丧失信心,病程长,愈后将会有残疾的患者,亲友、家属的理解、体贴、关怀和适时、适度的劝说对患者心境的改善也正如雪中送炭,有着极其重要的作用。护士要和家属一起找出其轻生的思想根源,具体问题具体分析,从根本上消除其轻生的念头,树立起生活的勇气。

(四)不同年龄患者的护理沟通

1. 老年患者

突然患病以恐惧、自卑心理多见,且老年患者的心理反应在很大程度上受家庭、经济因素的影响,对他们要注意安抚和细心观察,尊重、理解和体谅他们。

2. 中年患者

具备一知半解的医疗知识,既是家庭的栋梁,又是工作的骨干,一有重病,其责任心和事业心常使其增加牵挂和顾虑,心理负担重。对中年患者提出的问题要善于倾听和分析,做出科学的解释。

### 3.年轻患者

情感脆弱,经历单纯,对挫折反应强,突发的疾病或伤残会使他们产生一种坠入深渊的痛楚。年轻人最关注疾病是否会影响日后的工作、生活,此时护士要鼓励患者增强战胜疾病的信心和勇气,勇敢地面对现实。

### (五)针对不同病情,采取相应沟通技巧

#### 1.意外事件患者

意外事件如火灾、车祸等恶性事故突然发生或亲人猝死,可使遭遇者在瞬间完全丧失心理应付机制,表现为对意外事件极度恐惧或否认,强烈的求生欲、突然失去亲人的巨大悲痛可使其情绪处于高度兴奋或抑制状态,导致行为异常。对于这种患者,护士要有高度的同情心,理解和体恤患者,耐心地诱导和抚慰患者,引导其面对现实。外伤失血患者多数有伤口及出血,护士应保持镇静,同时嘱患者不要直视伤口,也可与患者交谈,分散患者注意力以减轻痛苦。

#### 2.中毒患者

中毒患者的急诊抢救中常会遇到一些服毒后拒绝治疗的患者,这些患者因受到巨大打击,失去生活的信心,因此,解决他们的心理问题远比身体的治疗更重要。护士应开导患者,使他们珍视生命、面对现实,采取正确、有效的方法解决问题,不能歧视或说出一些伤害自尊的话,在治疗护理过程中多交流,密切观察情绪变化,发现问题及时解决。注意维护患者的隐私权,减少闲杂人员围观议论。

#### 3.心血管患者、慢性病患者

此类患者中老年人居多,且病程长,多反复,伴有诸多并发症,易产生焦虑、不安、抑郁、悲观的心理。对这类患者,我们应像亲人一样关心、照顾他们,仔细向其讲解病情,树立其战胜疾病的信心,以积极的态度去面对疾病。慢性病急性发作时,长期病痛的折磨,可使患者的情绪持续在消极状态,产生悲观心理。护士应安抚患者及家属,稳定其情绪,使患者产生一种安全感,想方设法使患者在心理上尽快适应急诊情境,积极配合医疗救护。

#### 4.心脏骤停患者

心脏骤停患者抢救时,一些心肺复苏措施会对其他患者造成不良暗示,加重其心理负担。护士应注意到这些患者的心理需求,采取一些保护措施,并给以适当的语言安慰。

### (六)应用非语言沟通技巧

#### 1.目光与面部表情的作用

关注的目光,微笑的表情,能够稳定患者的情绪,从而减轻患者入院时所

产生的恐惧和焦虑心理。眼睛是心灵的窗口，它直接反映人的思想、情绪。不同的目光可以实现各种情感的交流。因此，护士在接诊时应热情、主动，以微笑的面容、平静的目光注视患者，倾听患者述说，并表示同情、关心，使患者产生温暖、安全、亲切感，并能平静地接受治疗。如车祸患者恐惧心理尤为突出，护士镇定的目光是消除其不良情绪的一剂良药。

2. 抚摸的作用

抚摸可缩短护患之间距离，增进护患之间感情交流，护士查房时对某些患者可采用触摸的方式进行非语言交流。如对急诊外伤患者，可站在患者一旁，握住患者双手，这样可以从心理上减轻患者清创时产生的疼痛感。对于儿童可抚摸患儿的额头，使患儿产生亲切感，减轻恐惧心理。对于老年人，摸摸脉搏，测测血压，拉拉被子，使患者感到护士对他的重视、关心、体贴，消除顾虑和不安，增强治疗的信心和勇气。一个细微的动作体现出亲人一般的关怀。

3. 沉默的作用

急诊患者大多数都是急、危、重为"三大"特点。如急诊胃出血患者的诊治及抢救时间较长、痛苦大，一些患者对治疗失去信心，产生绝望心理，患者情绪急躁、不稳定，常无缘无故发脾气，责骂医生、护士，甚至拒绝治疗。这时应明确角色，不应对患者产生厌烦情绪，应在保持沉默的同时继续进行救治，仍然以亲切、和蔼、耐心的态度对待患者，给予鼓励和安慰，使患者树立战胜疾病的信心。

4. 手势的作用

以手势配合口语，以提高表现力和感应性，是护理工作中常用的。如患者高热时，在询问病情的同时，用手触摸患者前额更能体现关注、亲切的情感。当患者在病室大声喧哗时，护士做食指压唇的手势凝视对方，要比口语批评喧闹者更为奏效。

总之，急诊患者由于不同年龄、不同心理素质、不同性格及对疾病的认识、敏感度、耐受性的不同，表现出的心理活动也不同，护士需要在工作中认真观察、了解，从关心、体贴、鼓励、引导、同情、疏导等方面展开工作，实现有效沟通，使患者早日康复。

# 第四节　与精神病患者的沟通

在我国，受传统思想的影响，精神病患者长期处于弱势地位。社会的歧视，家人的绝望，病情的反复不可控制。在这些不利的环境因素中患者产生了消极自卑和无望、无用等错误认知，并表现出消极、退缩和逃避行为，社会功能逐渐衰退，以至于严重影响他们正常的学习、工作和生活质量。还有一部分患者，因为蓄积了太多的愤怒和压抑的心境，常常造成家庭与社会不安定。精神病患者由于思维、注意、记忆、情感、意志和行为等精神活动异常，导致护士在与患者沟通过程中存在很大困难，难以进行有效的沟通。精神病患者一般说来呈现较多的心理问题和内心体验，以及精神症状的干扰，更需要护士掌握沟通的原则，灵活运用沟通技巧，与患者进行有效沟通，以实现帮助患者维护健康、预防疾病、恢复功能的目的。

## 一、精神病患者沟通特点

封闭式的管理 患者住的是大病房，铁门、铁窗，活动场所狭小，行动受控制，对住院感到恐惧，封闭式医院使患者与社会隔离，身心伤害加重。

住院期过长 精神病患者住院一般3个月，而且病情容易反复发作，一般很难彻底治愈，给患者及家属增加了不少的精神和经济上的负担。

生活不能自理 精神病患者大多缺乏自知能力，大脑功能紊乱，主要表现为意识、认知、情感、思维和意志行为等障碍，包括各种幻觉、妄想及明显的思维形式障碍，明显的精神运动兴奋、迟滞及紧张性行为。由于精神疾病本身就有严重的心理障碍，其个人功能和社会功能受到不同程度的损害，主要表现在工作(包括家务)、学习能力、人际交往与沟通的能力、遵守社会规则的能力、生活自理能力的缺陷或丧失。由于社会功能的受损，使患者原有的社会价值大大降低或丧失，角色功能发生改变，使精神病患者陷入巨大的精神痛苦之中。精神病患者也想摆脱痛苦的体验，但常自感无能为力。

沟通时缺乏耐心 由于精神病患者思维活动异常，谈话时经常偏离主题，而且沟通速度慢，因此护士很容易缺乏与患者继续沟通的耐心。在与患者沟通时注意力不集中，或心不在焉，东张西望，使患者对护士产生不信任而影响沟通；精神病患者的许多症状是患者的内心体验，如果得不到护士的同情和理解，患者可能会因为不能表达自己的内心苦恼而产生不安和抵触情绪，如果护患双方有一方情绪处于焦虑、烦躁、愤怒、悲伤、抑郁等情况，都会影响沟通的效果。

## 二、与精神病患者沟通和建立护患关系的原则

(一)一切为了患者，以患者为中心，牢固树立服务意识

护患之间的关系是平等的，护士不要潜意识里把自己放在支配地位。尊重患者、把护患关系摆正是沟通的重要原则之一。

(二)宽容和接纳

由于精神病患者思维活动的异常，以及精神症状的支配，他们不再是正常

情况下的自己。其言行举止往往荒谬怪异，让人无法理解；或焦虑、忧郁、沉默不语，或狂躁、兴奋、蛮不讲理，甚至打骂护士，这时通常的一些交流技巧可能是不实用的，作为精神科护士，决不能拒绝患者，而要用爱心和宽容接纳患者。从患者的无理中看到合理的一面，理解同情患者，接受患者的异常行为，不歧视和嘲笑患者，尽职和真诚地帮助患者走出"迷茫"。

（三）协助患者维持希望，稳定情绪

护士要对患者负责，以一种乐观向上的态度与患者沟通，对他们产生积极正面的影响。通过沟通技巧理解患者的内心活动、病态体验，同情、理解和接受他们的感受，营造一种能够让患者倾诉心中焦虑不安或恐惧的氛围，减轻患者心理压力，稳定情绪，鼓励患者树立战胜疾病的信心。而不应只是简单地敷衍了事地说教，以免阻断护患间沟通。

（四）"不争论"原则

和精神病患者交流时往往会出现意见不同的状态。这时护理人员应采取"不争论"的原则，不与患者发生正面的争论，不用评论性的语言来表示赞同或反对，可求同存异保留自己不同的意见。

### 三、与精神病患者沟通的技巧

（一）合理安排患者的生活，创造优美舒适的休养环境

精神病是慢性病，大多数精神病患者需要长期住院治疗。创造与保持一个安全、舒适、整洁、安静的治疗环境，以满足住院患者身心需要，是护士的重要职责也是有效沟通的前提条件。护理人员应主动介绍医院环境、病房设施及各项管理规定，以帮助患者尽快适应医院环境，消除紧张焦虑心理。从患者的实际出发，合理安排其日常生活；生活上关心、照顾患者，使患者感到在医院和家里一样有温暖，被关爱；适当的活动和娱乐可分散患者对疾病的注意力，是一种良好的治疗手段。优美舒适的休养环境可使患者心情舒畅、精力充沛，柔和的光线和协调的色泽会对患者的身心起到某些安抚作用。

（二）尊重患者，形成良好护患关系，提高沟通的效果

护士对精神病患者与其他患者应一视同仁，对患者实施人文关怀，尊重、理解患者，合理应对精神病患者出现的打骂行为，主动满足患者的合理需求。为了更好地尊重患者，形成良好的护患关系，在与患者沟通接触前，要全面了解患者各方面情况，熟知病史、治疗和护理等有关情况。同时还要了解患者的兴趣爱好、个人特征、生活习惯、家庭经济状况、学习或工作情况等。

（三）应以专注的表情，很投入地倾听患者讲述

最理想的倾听态度是有同感的倾听。边听边进行思考分析，筛选出患者话

语的中心内容及"弦外之音"，掌握患者的真实思想，以获取诊断所需的资料。由于精神病患者思维活动异常，常常使交流速度变慢，此时护士不应在患者面前表示出丝毫不满或不耐烦，而应做有效的聆听者，然后给予适当的劝慰，使患者感受到护士的关爱，将有利于患者消除警戒，增加信任和依赖。

（四）重视非言语沟通的作用

护士的仪表姿态，如表情、姿势、眼神、手势等，在沟通中有重要作用。如兴奋冲动患者伤及他人时，护士以镇静的态度，一手握住患者打人的手臂，另一手轻拍其肩，配合温和坚定的话语，使患者顺从并逐渐安静。有时在交谈中，适时的沉默可以给护患双方以思考的时间，如对抑郁状态的患者，当他沉默不语时护理人员可默默陪伴患者一段时间，可让患者感到护士对他的接纳和陪伴，然后根据患者感觉，适时发问。患者悲伤哭啼时抚摸可使他感到你的同情和关心，但对异性患者应慎用触摸。

（五）针对不同病情，采取相应的沟通技巧

1. 对敏感多疑的精神病患者

对患者羞于启齿的言行、遭遇，采取不提及、不议论，也不可任意谈论病情表现或不良预后。

2. 对木僵患者

当患者受精神症状支配无法交谈时，护士更应灵活运用交谈技巧与患者沟通。如木僵患者表现为不语不动，面无表情，但多数患者对外界仍有一定感知能力，因此护士应掌握木僵患者的特点，可在深夜或环境安静时轻轻地握着患者的手并对其小声耳语，有时患者偶尔会回答，从而可以了解病情和患者的需求。

3. 对偏离主题或思维停顿的患者

在表达自己的感受和经历时，会沉默不语，遇到这种情况要具体分析，患者是不愿说出自己的问题，还是不会描述要谈的问题，还是其他原因。护士应给予适当的启发，使患者完整说出内心想法。

4. 对有幻觉、妄想的患者

护理人员应设法了解其心理感受，接受其情绪发泄，而不要与其争论妄想的具体内容，可耐心倾听患者的叙述，借此接近患者，消除患者的戒备心理，不要因其荒谬的思维而随便打断患者谈话，更不要与之争辩或强行指出其病态，否则将会阻碍患者的表述。

5. 对忧郁、情绪消极的患者

可静静地陪伴患者，给予心理上的支持。对有自杀观念的患者应持同情和理解的态度，引导其表达出内心痛苦的体验，帮助患者确认压力源，减少焦虑，可以以热情鼓励的话语引导患者回忆以前的成绩。而对精神衰退或思维迟缓的患者，护士应耐心重复主题，启发诱导患者按主题思路进行沟通。

6.对有冲动攻击行为的患者

要以冷静的态度对待，观察了解患者冲动的有关因素，尽早予以干预。不要避开或疏忽患者，向患者讲解及教会其控制情绪和解决问题的方法，使患者了解自己攻击行为的后果，并承诺让其以其他方式表达愤怒，来替代冲动攻击行为。

（六）做好家庭支持系统和社会支持系统的沟通工作

护理人员要向家属讲解精神病的一般知识，让家属了解精神病的主要病因及一般症状、诱发因素、治疗常识及维持治疗的重要性，指导家属学习有关疾病知识及如何预防疾病复发的常识；指导家属学会简单的观察、识别、判断症状复发的方法，及时向家属宣教督促患者服药、监护患者行为变化的意义。教育家属要理解患者，不埋怨、不嫌弃、不刺激、不苛求患者，对患者热情、关心、体贴、同情，从精神上给予支持和关怀。要做好精神卫生知识的宣传教育工作，使患者单位领导、同事、朋友、邻居都要对精神疾病及患者有所了解，并且理解其病中的表现，不要排斥、讥笑患者。这样，既可减轻家庭负担，又使患者的自身价值得到充分体现，提高患者战胜疾病的信心和面对生活的勇气，预防和减少病情复发。

总之，护理工作是服务，服务的最终目标是患者满意。护理工作是一项需要用心的工作，精神病患者需要的不仅仅是治疗上的护理，更需要情感上的关爱，把患者当亲人、当朋友，用心去服务，才能及时了解患者的需求，满足患者的需求。

# 第五节　与肿瘤患者的沟通

良好的护患沟通可不同程度地减轻或消除肿瘤患者焦虑、恐惧、紧张等心理障碍，使患者在接受治疗中保持配合及良好的心态。这样不但可以使患者以最佳的心态接受治疗，而且还可以提高肿瘤患者的生存质量。

## 一、肿瘤患者的沟通特点

恐惧心理　由于人们对肿瘤认识存在不同程度的片面性，尤其是恶性肿瘤，普遍存在"谈癌色变"的情况，认为癌症是"绝症"，得了癌症就等于是判了死刑。因而患者在未确诊前，非常恐惧自己所得的病就是癌症。患者常表现为：忧心忡忡、心情紧张及对医护人员的言语、态度十分敏感。或坐卧不安、唉声叹气、感情十分脆弱。

怀疑心理 患者在疾病确诊前常有恐癌心理，怀疑自己的病可能是癌症，而一旦被确诊为癌症，患者又怀疑是否是医院误诊搞错了，对恶性肿瘤的诊断产生怀疑，不愿也不敢相信。表现为：烦躁、紧张、焦虑，反复到各大医院进行重复检查，八方寻医求证等。

否认回避心理和幻想心理 患者的癌症诊断一旦被确证，出于对癌症的恐惧，不愿意面对自己患恶性肿瘤这个现实，对病情以及任何事情都采取回避态度。表现为：沉默寡言、烦躁、激惹、心存幻想，否认癌症这个事实。当患者经历了各种患病后的痛苦体验后，已经能正视现实，但存在着很多幻想，比如希望能研制出一种能治愈其疾病的特效药，希望术后的化验检查结果能推翻原来的诊断等。

认可心理和依赖心理 随着时间的推移，患者的幻想破灭，不得已承认自己患癌症。这时患者既不表现痛苦也不害怕，显得十分平静。非常愿意与家人呆在一起，以得到精神上的鼓励和安慰，同时也产生较强的依赖性，依赖于药物和其他的一些治疗。把"生"的希望甚至于日常生活护理全都交付给了医护人员。表现为：爱发脾气、苛求挑剔、以"自我"为中心、随时随地地要求医生护士给予关照。

抑郁心理和悲观绝望心理 病情的日益恶化和癌症疼痛的折磨，以及化疗、放疗过程中出现的不良反应，患者常常产生"生不如死"的念头，对生活和前途失去希望，死亡安排多于生还打算，祈求早日解脱。患者常表现为心情忧郁、悲观、消沉和绝望，自残甚至轻生自杀。

## 二、与肿瘤患者沟通的技巧

### （一）掌握患者的心理特征，满足其合理需要

安全的需要对于一名肿瘤患者非常重要，肿瘤患者需要得到安全保护，希望有一个舒适、清净、空气流通、阳光充足的美好环境，更需要有医术精湛、态度和蔼、尽心尽责的医护人员为其治疗。所以医护人员应做到态度和蔼可亲，行动干净利落，待人稳重，沉着热情，工作上认真，责任心强。这样可减少患者的焦虑和恐惧心理，使患者获得安全感和信任感，从而达到心理上的稳定，对治疗可起到积极作用。反之，若安全的需要未能得到满足，可能会使其忧心忡忡，觉得生命缺乏保障，造成心理危机，对治疗和康复极为不利。

面对疾病和死亡，生存的需要是每个肿瘤患者最强烈的需要。护理者对肿瘤患者应有深厚的同情心和爱心；对患者的病情和治疗情况以及情绪反应了然在胸，在充分掌握肿瘤患者的心理特征，了解患者的心理活动之后，针对患者

的不同心理特征，如精神紧张、心理恐惧、否认怀疑、悲观失望、绝望情绪等，有的放矢对患者进行护理沟通工作，给予对症下"心"药；在生活上主动关心体贴患者，在任何情况下都不应该放弃对患者的支持，坚强的意志可增强患者对各种不适的耐受，精心的护理和精湛的技术，可消除患者精神上及肉体的痛苦，充分调动其自身内在的积极因素，从而增强患者对于疾病抵抗的信心。

（二）注意沟通策略，巧妙告知病情

肿瘤患者是一个特殊的群体，如何将病情告知患者是一个医学问题，也是一个伦理问题，从伦理学角度来说，患者有了解病情的权利，医生有告知病情的义务，从医学角度来说，患者要了解自己所患疾病后才能接受手术、放疗、化疗等治疗措施。肿瘤患者都渴望了解自己的病情，要明确自己在人生的旅途中还有多少时间，只要其生命价值仍将存在，就可促使他们能承受一切治疗中的不适和疾病的折磨。在这个问题上与患者交谈的原则：平等、尊重、保密、灵活。患者享有"知情权"，由于不同患者对相关问题的敏感性及接受能力不同，护理人员应视不同对象区别对待，有的可直言相告，有的需要含蓄委婉，有的则暂不可相告，以避免增加患者不必要的精神负担。患者还享有"隐私权"，护理人员对患者的隐私不要硬性追问，对已知的要求为其保密。

（三）沟通时，不可忽视家属的作用

家属对患者的心理状态、性格行为、生活习惯最了解，对患者的关心和照顾在某种程度上是其他人所不能替代的。护理人员对患者进行沟通的同时，也要对家属给予关心和帮助，努力做好患者家属的思想工作，使家属克服悲观失望情绪，与医护人员一道共同做好患者的思想沟通工作。

（四）重视语言与非语言沟通的力量

根据肿瘤疾病发展的不同阶段，有针对性地进行沟通。"好言一句三冬暖，恶语伤人六月寒"。美好的语言，可使患者感到温暖，增强战胜疾病的信心和力量，从而产生药物所起不到的作用。疾病初起时要给患者较多的心理支持，正确引导其对疾病的认识。患者多不愿承认自己患的是癌症，希望是良性而不是恶性甚至是误诊。但当确诊后，则又想自己所患癌症是属早期还是晚期，是否扩散转移。对治疗效果持怀疑态度，诸如手术能否彻底解决，化疗、放疗有否效果，自己能否经受得起一切治疗等。随之思考个人的前途和命运，家庭的影响，评议自己的人生价值。意志薄弱、情绪低沉的以及晚期癌症者，容易产生绝望心理。这时，护理人员要富有同情心，根据每个阶段病情发展的特点，从语言、行为特点去发现其内心活动，给予其热情关怀和疏导，鼓起其战胜疾病的信心，使消极心理状态转化为积极心理状态。

面带微笑地迎接患者是进行护患沟通的第一步，微笑可消除患者的陌生

感，缩短护患之间的距离，给患者带来愉快的心情。眼睛是心灵的窗户，护士可通过眼神表达对患者痛苦的同情和倾听患者对病情的叙述，从而使患者产生一种安全感，给患者带来良好心境。认真倾听是护理人员对患者关注和尊重的表现，有助于护患间形成良好的关系。适当的触摸可使不安的患者平静下来，当患者痛苦时，轻轻地抚摸他的手或拍拍他的肩，患者发高烧时，摸摸他的额部，都会带给患者无言的关心。经常为卧床患者按摩、翻身，不仅可以使患者感到舒适、放松，还能促进血液循环，预防压疮。

# 第六节　与临终患者的沟通

## 一、临终患者的沟通特点

　　人最宝贵的是生命，出生是生命的第一站，而临终是生命的最后阶段，是每个人都必须经历的阶段。对于临终患者，各国对临终的时限有不同的见解，在美国，一般认为经积极治疗后无生还希望，估计只能活 6～11 个月以内者称临终患者。美国罗斯将临终患者的心理活动分为：①否认期；②愤怒期；③协议期；④忧郁期；⑤接受期。5 个阶段因患者而异可按顺序、可能反复、也可能停在某一阶段上。而我国彭春艳将面对死亡的患者心理过程分为震惊否认、愤怒忧郁、协议要求、接受 4 个阶段。

　　震惊否认　当患者得知自己病重将面临死亡时，首先是震惊，然后多数会因为害怕死亡而拒绝面对现实，他们会对自己说："不可能，那绝不是我！肯定弄错了！"这种反应在短时期内可以减少不良信息对患者的刺激，有较多时间来调整自己的心态，冷静面对死亡。这段时间的长短因人而异，多数患者会很快度过，而少数患者直到死亡都处在否认期。

　　愤怒忧郁期　随着疾病痛苦的加重，患者渐渐开始绝望，产生强烈的失落感和孤独感。临床表现为愤怒、烦躁、怨恨、无助、沉默不语、忧心忡忡甚至于极度恐慌、绝望、不愿配合治疗。

　　协议要求期　随着病情的加重，时间的推移，患者开始慢慢接受事实，会产生强烈的求生欲望。为了尽量延长自己的生命，患者往往会用各种合作和友好的心态去接受治疗，希望能够延长生命，期待奇迹的发生。此时患者对家庭最担心的事情要有个明确的交代，临终者急于见一些亲友，把该办的事安排好，把该说的话说出来。

　　接受期　这是临终的最后阶段，患者对死亡有了一定的认识，开始变得平静，认为自己完成了人生的一切，并已经做好了准备，准备迎接死亡的到来。

甚至有的患者为了不增加亲人和社会的负担，希望早日结束自己的生命。

## 二、与临终患者沟通的技巧

### (一)震惊否认期的沟通

在这一个时期，从环境因素对患者的影响考虑，尽量把临终病房布置成家庭化，使患者有住在家里的感觉以减少恐惧感，增加安全感。在沟通上要注意，在交谈时不要揭穿此期患者的心情，但也不能欺骗，应坦诚、温和地回答患者的询问，希望能尽快接受现实，而不应延长此阶段。做好患者家属的工作，给予其宽容、关爱和理解。并且，语言要与其他医务人员一致。

### (二)愤怒忧郁期的沟通

首先在心理上给予理解，认识到这是有利健康的正常行为，且较否认期有进步。允许发泄并认真倾听，不正面冲突，但应制止过激行为，以防发生意外。宣泄情绪以后，要想办法帮助患者面对现实，正确认识疾病，了解死亡是人生命中的客观规律，通过与患者交流，使患者做到心中有数，在有限的时间里提高生活质量。护理上应多陪伴患者，应主动鼓励和安慰患者，给予患者一些关心和心理支持，并满足亲人陪伴的要求。安排亲朋好友见面、相聚，并尽量让家属陪伴身旁。注意安全，预防患者的自杀倾向。做好家属的安慰和劝导工作，并和家属沟通，使他们理解患者生命的终结是他们的解脱，作为家属也尽力了，并且尽力满足家属提出的有利于患者的种种要求，让家属心安。

### (三)协议要求期的沟通

此期患者积极配合治疗，因为其抱有希望，试图通过自己的合作，友善的态度改变命运，延长生命。临终患者饱受疾病的折磨，脏器机能衰竭，躯体和精神痛苦日渐突出，治疗效果差，各种副作用出现，引起一系列功能紊乱，诱发和加重了思想、心理负担。护士要以高尚的情操、和善的态度、温柔的表情、自然的神态、稳重的举止、良好的医德对待临终患者，给予足够的心理支持和关怀，尽最大可能解除其精神负担，满足其心理要求。注意非语言的沟通，摸摸病危患者的额头，握握患者的手，擦掉眼角的分泌物，使患者从心理上得到安慰。

### (四)接受期的沟通

沟通上应尊重患者的意思，不要强迫交谈，继续保持对患者的关心、支持，帮助解决未了心愿。做好基础护理，维护患者的生命尊严。由于一些患者的自理能力差，因此，护理人员应帮助其做好皮肤、头发、口腔、鼻孔、眼睛、指甲的护理，保持患者的清洁舒适，维护患者的尊严；对一些不能下床活动的患者，应协助患者勤翻身，以避免发生压疮；弥留之际的患者不再有吃的欲望，不应强迫患者，应通过静脉或其他方式补充营养，防止虚脱、感染及并发症，让其安详、平静地离开人间。

现代医学护理模式视患者为一个生物、心理、社会的完整的人，对临终患者实施人性化护理，通过有效的沟通提高患者的生命质量，使临终患者在生命的最后一站走得更开心、更放心。

# 第七节　家庭访视的沟通

## 一、家庭访视的概念及对象

（一）概念

家庭访视（home visit）是指在服务对象家庭里，为了维持和促进个人、家庭和社区的健康而对访视对象及其家庭成员所提供的护理服务活动。随着人们生活水平及对健康意识的提高，有相当一部分患者希望在家也能得到类似在医院的高质量的护理，减少住院的时间，减少经济负担及家人的精神负担。

（二）家庭访视对象

存在健康问题或潜在健康问题的个人和其家属，这些弱势群体主要生活在以下家庭中：特困家庭，健康问题多发家庭，不完整家庭，具有遗传性危险因素或有残疾者的家庭，家庭功能不完善家庭，具有慢性病患者且缺少支持系统的家庭。

## 二、家庭访视的沟通技巧

在家庭访视护理中，需要护理人员为居家患者提供全方位的护理，这就对护理人员提出更高的要求。因此，社区护理人员在家庭访视中要注意做好角色转换，要认真学习一些家庭的概念、家庭的功能、家庭因素与健康及疾病的相互关系等知识，要以人的健康为中心，尊重患者，帮助患者，牢固树立人文护理理念，熟练运用沟通技巧，与访视对象建立良好的关系和保持良好的沟通。

（一）与访视对象建立良好的关系

家庭访视时首先要注意着装：职业服装，整洁、协调，给人以文明礼貌、可亲可敬、信赖的感觉。访视一般在 1 小时以内，应避开吃饭时间和会客时间，最好家庭成员都在的时候进行访视。在态度上，要合乎礼节，大方且稳重。根据访视对象的不同，选择合适的称谓，亲切、自然、简洁的自我介绍，提供有关的信息，使患者和家属产生情感共鸣，取得对方信任。要尊重对方，尊重家庭的交流方式、文化背景、社会经历等，保守家庭的秘密，适当的保持一定界线。

护士注意不要让自己的态度、价值观、信仰等影响访视对象做决策，影响其家庭功能；接受和理解对方的认识，注意倾听，不要简单判断或下结论，在沟通时，给予对方充分的自主性。用表扬等方式让受访者感觉到自信，对不良行为或观点要用正确的方式和诚恳的态度进行讨论。结束前可征询对本次交流的看法，就对方在交流中的表现，用积极的语言鼓励并加以肯定，在需要和同意的基础上决定是否需要下次访视。

（二）灵活运用语言和非语言的沟通技巧

在语言表达方面尽量使用简洁、含义明确的语言，不使用模棱两可、含糊不清、意思隐晦的词语。首先，在交流过程中，提出的问题要事先准备好，交流要有针对性，避免抓不住中心，漫无边际，话题始终围绕讨论的主体，不要离题太远。其次，提的问题简单、明了、容易回答，尽量采用开放式的提问进行会谈。问完问题后允许对方有足够的时间考虑和回答。尽量不用对方不熟悉的医学术语与词语，也不用说教式的语气来进行交流，如"你不应该起床活动"。再者要尊重患者的权利、隐私以及选择，清楚什么该说，什么不该说。讲实话，实情要明智、通情达理地传递给对方，直截了当地表达自己的看法，同时注意尊重他人。最后，要掌握声音的大小和语调，说话清晰，语调柔和，声音和谐，抑扬顿挫，使人听后感到温馨悦耳，声情并茂。

家庭访视护士亲切自然的表情特别是微笑服务，它虽无声但可体现尊重、友好的情感，使患者得到信赖的感觉，产生愉悦、安全感，迅速缩短两者之间的距离。在交流时访视护士的目光亲切自然，平视对方两眼与嘴之间，时刻保持眼神的交流，时时流露出关爱的眼神，使患者感受到被尊重和关爱。访视护士应保持放松舒适的姿态，不卑不亢，谦恭专注，若左顾右盼，抓耳挠腮，心不在焉，会给人带来不安全感。适当的距离才会产生美感，交谈时与对方保持 1 m 左右的距离，两者间的距离太近，讲话时容易有唾液飞溅到对方的脸上，产生不愉快。两者间的距离太远，说话的内容可能听不清楚，会导致交流失败。

☞ 【案例分析】

刘先生，男，40 岁，来到社区卫生中心，希望社区护士给其妹妹帮助。刘先生主诉的情况是：其妹妹刘某，36 岁，三年前，医院确诊为重症肌无力。每周一次由其妻陪同去医院就诊，生活完全依赖于他人照顾和护理。妹妹最近出现夜间痰量增多，咳痰困难，妹夫因为护理工作繁重，每日备感疲劳。刘先生担心这样继续下去会拖垮妹妹的家庭，来站请求社区护士的帮助。

问题：

1. 根据以上资料，说出社区护士进行家庭访视时如何与家人沟通。

2. 当家庭访视进行至两个月时，主治医师说："由于病情逐渐加重，考虑今后病情会有突然恶化的可能，希望住院治疗。"此时的社区护士应该如何与患者沟通？

## 思考与练习

1. 比较护士与儿童沟通和老年人沟通有何不同之处。

2. 护理急危重症患者时，如何与家属进行沟通？

3. 简述与临终患者沟通的特点。

4. 简述与老年人沟通的途径和技巧。

【情景设计】

1. 一孤寡老人，女，62 岁，刚发现患有鼻咽癌，因暂无人陪护，护士与之相处并交谈，请注意非语言沟通的运用。

2. 患者刘某，女，43 岁，因车祸肋骨骨折，老公在车祸中当场身亡。运用语言和非语言沟通技巧进行术前交谈。

(彭美春)

# 第八章　护理人际沟通的冲突与处理

## 学习目标

1. 了解护理人际沟通的冲突常见的原因。
2. 熟悉护患冲突常用的处理原则。
3. 掌握常见护理人际沟通冲突的处理方法。

## 名言导入

　　如果你是对的，就要试着温和地、技巧地让对方同意你；如果你错了，就要迅速而热诚地承认。这要比为自己争辩有效和有趣得多。

——卡耐基【美】

　　人们一般把矛盾视为冲突，冲突是矛盾，但并不是所有的矛盾都是冲突，只有当矛盾被激化到一定程度，才会发生冲突。冲突发生在群体中，群体由个体构成，个体之间存在差异，有差异就会发生冲突。而差异是永远存在的，所以，就会出现旧的冲突不断的被解决，但是又有新的冲突不断出现，冲突可发生在个体与个体之间、个体与群体之间、群体与群体之间。而解决护理工作中的冲突是护理人际沟通学中的一项重要内容。任何人都需要沟通，与周围的人保持联系，如护士与患者、护士与护士、与医师、与医技人员、与医院后勤人员等都要进行沟通，如果护士没有良好的沟通能力和技巧，就会出现矛盾或冲突。

# 第一节　产生冲突的原因与处理方式

## 一、产生冲突的原因

### (一)沟通不良的原因

护患之间、护士与医师之间、护士与护士之间缺乏有效正确的沟通，会引起冲突。例如：患者张某，因胆囊结石住院准备手术，护士小梅对其进行入院处置后，就去做其他事情，未向患者交代医嘱（第二天早晨七点抽血做化验），而患者想现在不输液，正好回家取点东西，明天再来，结果没请假就回家了，第二天8点来院，夜班护士小王批评了患者，说为什么不请假回家，把检查给耽误了，受了批评的患者很委屈，说是护士没交代清楚，反而说不能收这天的床位费，而引发了冲突。

（二）关系的原因

此类冲突体现在人与人之间的尊重、控制、归属等方面，每个人都有自尊心和荣誉感，在人际交往中维护着自己的人格、尊严。一个人在和别人的交往中，如果不尊重他人，炫耀自己，目中无人的话，肯定在交往中陷入僵局。因此，必须以礼相待，尊重别人，这样别人才会尊重你，关系才会融洽，才不会发生冲突。

例如：新来的医师小王，一向认为护士的文凭比他低，瞧不起护士，对护士说话总是不屑一顾，一天，在病房处理医嘱的时间段，大声对正在处理医嘱的护士小张说："哎，快把28床的病历给我，真是烦躁，我找了半天，原来在你这！"小张没好气地说："你等着，现在是处理医嘱的时间。"

（三）利益的原因

因利益发生冲突的很多，利益分个人利益、集体利益；当个人与个人，个人与集体、集体与集体之间的利益出现矛盾，就有可能发生冲突，使关系变得紧张。

例如：某医院两名外科医师，平时是很好的朋友，技术水平都很不错，是科室的业务骨干，经常在一起完成高难度的手术。但最近医院有一个出国进修学习的名额，要在他们俩中间选一个，两位医师的关系由此变得紧张起来……

（四）个性差异，认知的原因

由于人们的社会背景、文化层次、工作经历、人生经验等存在差异，看待事物的观点，处事方法、原则是不同的，对事物、事情的看法评价也是不相同的，往往因个性差异、习惯不同在交往中发生冲突。

例如：有个患者，在护士站吃力地打电话给自己家人，可能是家里人不在，一连拨了几次，都无人接听，这时一名护士好心对他说："您留下电话号码，回房休息，稍后我给您打通了，喊您接。"可这个患者是一个性格孤僻的人，对任何人办事都不放心，对谁都存在戒备心理，听到护士的话，他认为她肯定有什么目的，于是将护士骂了一顿，反而说："要你打？我连电话都不会打吗？"

## 二、冲突常用处理方式

（一）回避

出现以下情况尽量采取回避方式：对方反应强烈；以成事实，无法改变或有些不重要的事情，可暂时绕开冲突，等双方都冷静后，再沟通，协商解决。

例如：一位病人气势汹汹地来到护士站对护士小刘说："昨天不是说我的住院费还有两百元吗？怎么今天才到中午就欠费了？你们乱收费。"护士小刘看着情形，一是病人态度不好，二是具体的记账工作是小李做的，对病人说："我不太清楚。问记账的小李吧。"说着离开了护士站。

（二）妥协

为了避免冲突，以说理的方法改变一方的态度和行为，以免造成双方不和睦的关系，向对方妥协，这是对事情暂时的解决方式。也是一种解决冲突的正确方法。

例如：一位顾客来到商场柜台，要求买一台冰箱，对冰箱的性能、颜色、大小等都非常挑剔，挑了挑去，有一款样机他很满意，结果营业员告诉他商场没有了，能不能换别的款式，顾客不满意，最后，顾客提出了妥协的方案，假如价格再低一点的话，就买这台样机，营业员通过请示，最后双方顺利成交，顾客买走了样机。

（三）协作

指双方排除个人情绪，开诚布公的协商讨论，达成合作共识，尽量满足双方的利益和要求，做到双赢，这样双方都心情愉快，今后的合作关系更加稳固。

例如：新西兰贸易企业局计划于2006年中期以前在中国建立第一个示范性商业农场，另外两个示范性农场也将于2006年底完成申请，开始实施。该项目旨在推动新西兰的生物、农业科技进入中国市场，将在10年内向中国输出价值20亿新元（约合14亿美元）的商品、服务和教育。一个农场需要投资数百万新元。项目的目标是得到双赢的结果，即中方得到先进的管理运作知识，而新公司可以实地了解产品的生产，并以之为跳板开拓销售市场。贸易企业局还希望新乳业巨头Fonterra公司考虑使用示范性农场来扩大在中国的生产。

孙悟空的故事，是一个由个人奋斗失败后转向团队成功，最终实现个人价值的经典案例。孙悟空成长的故事，告诉我们这样一个道理：当我们学会了做人后，自然就会懂得如何与人为善，懂得如何建立一种互相协作的人际关系。

（四）迁就

迁就是顺从他人，自己容忍，当保持和谐显得十分重要时，将别人的需要和利益放在高于自己的位置上，这时采取忍让的态度来解决冲突也是可取的，但不能长期采取迁就、忍让作为处理冲突的方式，别人会认为你是一个缺乏能力和自信、懦弱、胆小的人。

例如：某医院竞选护理部主任，有张护士长和刘护士长两个候选人，两人平时的工作都相当不错，人际关系也很好，张护士长有年龄优势。但张护士长考虑到刘护士长如果这次没选上，可能就再没机会了，而自己还有机会，并且平时她给自己很多关心和帮助，主动退出了竞选，刘护士长当选为护理部主任。

（五）竞拼

当在短时间内对一件重大事件做出决策时，不顾彼此的合作关系或对方感受，坚持要达成工作关系。必须以牺牲对方利益为代价而满足自己的需要时，采取竞拼的方式，使自己成为赢家，这种处理方式以领导用的较多，使用时必须考虑周全，否则解决不了冲突，反而会使矛盾升级。

例如：某医院儿科因手足口病暴发流行，科室住满了病人，还加了许多床位，这时要从内科抽调两名护士去儿科帮忙，可护士长因自己科室有人在休假不同意，这时业务院长打电话给内科护士长："这是任务，要考虑大局，你科室的事情自己解决，谁也得服从，不要多说，就这么决定了。"

# 第二节 几种常见护理人际关系冲突的处理

## 一、护患冲突的处理

护患冲突是在护患关系的基础上在医疗过程中，对医疗方案、医理的认识、医疗后果产生的歧义和矛盾，从而引起双方的情绪过激、误解，甚至上升形成的冲突。随着我国医疗制度改革的不断深入以及人们对自我保护意识的不断提高，越来越多的人在就医过程中维护自身的权益，从而对医护人员的职业道德、技术水平及服务质量提出很高的要求。由于受惯性的工作流程制约及个别护士的服务意识相对滞后，往往导致护患冲突。近年来，护患冲突明显增多，护患矛盾成为社会焦点。因此，怎样不断改进护理工作，尽量减少或避免护患冲突及出现冲突后如何正确处理成为当务之急，需引起广泛的关注。

（一）护患冲突的主要类型

1. 责任性冲突

护士工作责任心不强，工作态度较差或违反操作原则，造成医疗事故，给患者带来经济和生命的损失，甚至死亡，导致护患冲突。

2. 技术性冲突

主要是由于护士专业能力较差，技术水平差，造成患者器官功能损伤或非正常死亡等不良后果，导致护患冲突。

3. 道德性冲突

由于护士的服务态度恶劣、语言生硬、对患者冷漠、没有及时满足患者的合理要求，导致冲突的发生。

**4.经济性冲突**

在当今普遍认为药价高、医院收费贵的情况下，患者的消费和维权意识增强，对医院的收费质疑，有的寻找理由和借口，与护士发生冲突。

**5.恶意性冲突**

主要指有的护士对有些自己讨厌的患者不够关心、体贴，不及时解决患者提出的合理要求，不及时给患者治疗、不及时更换床单等，引起患者不快，引发冲突。

**6.认知性冲突**

主要是患者对医疗护理知识了解不够，对疾病的治疗和护理中的问题，护士没有预先告知患者或者解释不太清楚，简单敷衍而造成的冲突。

**（二）一般护患冲突的处理**

**1.首因效应**

护士要重视"首因效应"建立良好的第一印象，可大大缩短建立信任关系的时间，缩短护患距离，特别是在评估患者，收集病史资料阶段，对护理工作起到很好的帮助作用。

**2.提高护理质量**

患者就医、治疗，都是希望自己的病情很快恢复，希望自己遇到的医师和护士都是认真负责、知识丰富、技术精湛。因此，医护人员要对患者认真负责、加强业务学习。不断提高和丰富自己的专业知识和操作技术，减少和避免医疗事故的发生。

**3.关心体贴患者**

与患者沟通时，要态度和蔼、友善、举止温和、话语亲切，笑脸相迎，这样会减轻患者的悲观情绪。曾有患者说："我本来有病，心情不好，到医院来，护士态度不好，板着面孔，那会加重我的病情。"在工作中，护士会面对患者提出的各种各样的要求，有合理的和不合理的，护士应根据情况提供最大的帮助，不能的，也应说明原因，患者有情绪时，要理解、宽容患者，用真诚、热情的态度获得患者的理解，避免冲突的发生。

**4.沉着、冷静、机智友善**

如果护患之间发生了冲突，甚至纠纷时，应保持冷静的头脑，切勿冲动，感情用事，说出过激语言伤害患者，以牙还牙。应思维敏捷、机智应付，可用幽默的话语化解尴尬，缓解气氛；同时应虚心接受患者的意见，改进自己的工作，避免冲突或纠纷的发生。

5. 处理护患冲突的技巧

(1)护士应尽快与患者沟通，有错就改，及时道歉。

(2)护理人员应注重情绪调控，要主动向患者和家属承认自己的失误，没有能够一次穿刺成功，请求患者的原谅。在发生矛盾时，依旧热情相待，还要帮助家属不要计较患者的态度，注意自己的语言，劝解患者不要难过，共同配合，让患者达到心理上的平衡，保证治疗及时，减轻疾病对患者造成的痛苦。

(3)护理人员说话要有礼貌，用坦诚的态度关心患者和家属，并充分理解他们，应该同情患者和家属承受着巨大的精神压力和创伤。努力营造一种团结协作的人际关系。

(4)护理人员应在精神上给予鼓励，对疾病造成的痛苦，应给予最佳的对症护理，缓解病情。

总之，在处理护患冲突的过程中，必须遵循平等尊重，真诚理解，本着对患者负责的原则，在人际沟通中，诚信是"金"，尊重是"银"，态度端正是关键，目的明确是根本，方式适度是策略，从维护患者的健康和维持医院正常的工作环境出发，维护医院良好的护患关系，减少冲突的发生。

例如：一位高龄患者因脑出血昏迷收治入院。三位家人神色慌张地将其抬到护士站。当班护士很不高兴地说："抬到病房去呀，难道你让他来当护士。"护士虽然不高兴，但还是带领家人将患者抬到了病房，并对患者家属说："这里不许抽烟，陪人不能睡病房里的空床……"此时，一位家人突然喊到："你怎么这样？是不是想把我们都折磨死，小心我的拳头。"

启示：沟通要充分考虑当时的情境，在不同的情境里，你要学会扮演不同的角色。

同学们可以考虑一下，假如你是这名护士，应该怎样处理？

(三)特殊护患冲突的处理

1. 与病情危重者的冲突处理

患者病情危重，许多事情是患者家属代劳，家属在这个时候心理焦虑、恐惧，护士这时要救治患者，家属的意见和要求稍有怠慢，家属会将自己的不良情绪发泄到护理人员身上，护士应多用非语言行为传递信息，与患者或家属交谈时，语言精简、轻声细语，表现出对患者高度的关心、对治疗和护理极大的努力。理解家属，帮助患者，使其恢复平静。

2. 与愤怒患者的冲突处理

当患者情绪激动，发怒并指责护理人员时，护士要保持头脑冷静、保持沉默，倾听患者讲述，让其充分发泄和表达完他的情绪后，再给予适当的解释，分析原因，对患者给予正确引导，认真对待患者的意见，解决患者的合理需求，切不可回击或指责患者。

3. 与抱怨患者的冲突处理

有的患者对任何人和事都不满，抱怨周围的一切。如：有的人自己生病了，周围的人没有重视，就用一种找茬的方法唤起别人的重视，特别是一些从领导岗位退下来的患者。护士遇见这样的患者，应多与患者沟通，理解患者的行为。

4. 与悲哀患者的冲突处理

护士应让患者发泄，充分表达自己的情感，还可为患者提供一个独处的安静空间，使其发泄心中的不快。对悲哀的患者应表示理解、关心、支持，安慰患者，使其恢复平静。

5. 与感觉障碍患者的冲突处理

有的患者感觉存在障碍，特别是年老的患者，视力、听力障碍，沟通时容易产生误会，护士与其交流时，尽量用手势和表情、书面语言，让患者看到自己的表情等，态度温和，让患者明白你的意思，万一不行，还可用文字交流，避免误会，产生冲突。

## 二、护士与患者家属之间冲突的处理

在为患者提供服务的过程中，护士与家属的接触相当频繁，患者家属对患者的病情非常关心，一定是心情紧张、焦虑、恐惧，对医学知识缺乏，对相关护理知识不了解，如果双方缺乏有效的沟通，护士在与患者家属交流时态度恶劣、语言生硬，就会导致家属的激动情绪爆发在护士身上，发生冲突。

（一）常见的护士与家属的关系冲突类型

1. 家属要求陪护与病室管理要求的冲突

患者住院期间，家属对患者的病情和生活都非常关心和不放心，常常要求留在患者身边照顾患者，但医院为了正常工作，其管理制度规定家属只能定时探视，不能陪护在病房，如果护士不耐心解释、合理劝导，而态度生硬，横加指责，很可能导致冲突的发生。

2. 家属前来探视与治疗护理工作的冲突

家属在患者住院期间前来探视有助于患者的治疗，能增强患者治病的信心。但是探视过于频繁会影响病室安静，影响其他患者的休息，不利于治疗护理工作的正常开展。护士应适当控制患者家属的探视次数和探视时间，保证病房的安静和清洁。但有的家属不理睬医院制度，照样在病房大声喧哗，带的小孩哭闹等影响医院正常的医疗护理工作的开展。当护士干预不当时，容易导致冲突，影响护患关系。

3.家属经常询问与护士工作繁忙的冲突

患者家属由于对患者的疾病的发展、治疗和愈后都非常关心，非常焦急，会经常询问护士患者的病情、治疗情况。如：患者现在病情怎么见效不大？患者是否有生命危险？怎么这个药这么贵？患者能吃哪些东西呀？患者病好后有没有后遗症呀？等等。如果护士因工作忙，回答问题不耐烦、态度冷漠或敷衍了事，有可能会导致冲突和投诉。

（二）护士与家属关系冲突的处理技巧

1.建立良好的护患关系

以诚恳的态度取得患者家属的信任，家属来院，护士应主动、热情迎接，介绍住院的相关注意事项。询问是否需要帮助，使患者家属因受到护士的尊重而对护士产生信任。

2.正确指导、耐心解答

护士应多与患者家属沟通，对患者的治疗和护理，给予家属必要的指导，使其患者得到更好的照顾和帮助。不能事先不说，过后指责家属没做好，这样会导致家属不满，发生冲突。另外，患者家属一般非常关心患者疾病的发展、治疗和愈后。根据自己的经验和所学知识给予耐心解答，即使工作很忙碌，也应约个方便的时间和家属交流，切忌不理不睬，只顾忙自己的，或者推诿。

3.做好家属的心理疏导工作

家属由于陪伴、照顾患者，正常的生活秩序被打乱，加上经济负担，家属会出现焦虑、厌烦心理，从而也会增加患者的心理压力。护士应理解患者家属的心情，主动安慰，耐心细致地做好家属的思想工作，倾听他们的苦衷，缓解家属焦虑、恐惧的心理，鼓励家属对医院充满信心，纠正对疾病的一些不正确的认识，减轻患者家属的心理负担，表达护士的工作与家属的愿望是一致的，最终目的都是为了患者病情尽快好转。

4.给患者、家属提供帮助、解决困难

疾病导致患者家庭出现困难，住院期间希望得到护士的帮助和支持。如果护士能了解患者家属的困难，向他们表示理解和同情，提供帮助，家属会非常感激，使患者安心接受治疗，建立和谐的护患关系就相当容易。如一位高龄老太太住院治疗，可家中儿媳妇要生小孩，无人照顾老人，这时家里相当着急，护士一边安慰老太太，一边为她找了一个保姆，老太太和家里人都非常感激。护士在这时伸出援助之手，无疑是雪中送炭，增进了护士与患者、家属之间的关系。

### 三、医护冲突的处理

在医院等健康服务群体中，医师与护士关系非常密切，是医疗人际关系的重要组成部分，他们之间关系的融洽与否，将直接影响医疗和护理质量。良好的医护关系是完成医疗护理活动，解除患者的痛苦，促进患者康复的基本保证。随着医学模式的转变，医护关系模式也从过去的主导—从属传统模式向并列—互补型的新型医护关系模式转变。

（一）新型医护关系模式的特点

1. 相互并列，缺一不可

医疗、护理是两个专业，两个并列的要素，各有主次，但其侧重点不同，它们共同完成患者疾病诊疗的全过程。医师的诊治方案需要护士落实，护士的护理工作需要医师的指导。因此，医师与护士密切配合才能完成患者的诊疗，才能保证最佳的医疗效果。

2. 相互独立，不能替代

医师和护士都是为患者服务的，没有高低之分，只有分工不同，在为患者的诊疗过程中，医师起主导作用，护士参与其中一些工作，这体现医师和护士工作的协作性。而在为患者的护理过程中，护士从整体护理的需要出发，制订护理方案，对患者进行心理护理、生活护理、饮食护理、健康指导等，这体现了护士工作的独立性。

3. 相互监督，互补不足

医师与护士之间工作密切，又相互独立，为保证医疗质量，医师和护士应相互监督对方的医疗或护理行为，及时发现问题，及时补救，预防医疗差错事故的发生。

护士与医师由于专业角色及价值观的不同，专业之间相互了解不足，理解不够，常常会影响到医护合作关系，特别是一线医护人员之间利益分配不当等等，都会造成医护冲突。医护冲突不是护士单方面的责任，但护士可以在医护关系中起主导作用，营造和谐的医护关系。

（二）建立良好医护关系的原则

1. 患者第一的原则

就是将患者的生命、健康和利益放在第一位，当医护之间因为角色权力、个人之间的权力发生争议时，医护双方都应在"患者第一的原则"指导下加强沟通，不能影响患者的治疗与护理。

2. 尊重他人的原则

医护关系是双向的，应该彼此尊重，相互不能轻视、贬低对方，尤其是在患者面前，尽可能树立对方的威信，使患者对整个医疗护理充满信心和希望，促进医护之间彼此平等合作的和谐关系。

### （三）处理医护关系冲突的技巧

#### 1.相互尊重、关心理解

尊重是理解的基础，理解是沟通的桥梁，护士要尊重医师的人格，尊重医师的劳动成果，相信医师的能力和水平，相互不能轻视、贬低对方。不论医师还是护士，都应努力培养自己职业道德的涵养能力、情绪行为的自制力以及医护关系的亲和力。

#### 2.把握角色、互相学习

医疗和护理是两个不同的专业，所学的知识既有相同之处，也有不同之处，侧重点不同，护士侧重于护理知识和操作技能，而对疾病的发病机理、治疗等方面较局限，应虚心向医师请教，取其精华，建立平等互助的医护同事关系。

#### 3.相互监督、团结协作

医师和护士之间对于治疗和护理常常会出现不同的看法和观点，在沟通的过程中，难免不会出现冲突，当医护之间出现配合协调欠妥时，护士应主动谅解对方，为维护患者的权益，默契协作。

#### 4.注意沟通方法

在平时的工作中，有些医师因为患者的病情复杂、治疗棘手，情绪受到影响，说话时言语粗暴、过激行为来发泄自己的情绪。护士可在事后善意地、耐心地、态度诚恳地说出对方的不妥之处，提意见时注意策略、选择恰当的场合和方式，在对方意识到问题的存在时，再谈之间对问题的看法和意见。这样医师会接受你的意见，冲突才会避免。以后出现类似情况会控制自己的情绪。

## 四、护士之间冲突的处理

护士之间发生冲突是由于各类护士的年龄、学历、知识水平、工作经历、职责分工及性格差异，产生不同的心理反应造成的。因此，充分调动护士的积极性，建立和谐的护际关系，需要所有护理人员共同努力。

### （一）建立和谐的工作氛围

良好的工作氛围能有效调动护士的工作积极性，增强团队的凝聚力，同时能促进护士的自我发展。因此，及时解决护士之间的冲突是和谐氛围的一个重要环节。当护士之间发生冲突时，当事人应首先冷静下来自我分析：是因为各自的出发点不同？还是误会了对方的意思？然后以解决冲突的诚恳的态度进行沟通。处理护士之间冲突的，往往是护士长等管理者，在了解情况的同时，以宽容的心态处理冲突，给错误的一方以将功补过的机会，批评时应对事不对人，采取客观公正的态度处理事情，让其改进工作，改进错误的机会。另外，护士应尊重领导，服从护士长管理，支持护士长的工作。这样，冲突才会得到圆满的解决。

（二）实行个性化管理

为了充分调动护士的积极性，增强医院的活力，提高患者的满意度。医院管理者应尊重护士、理解护士，应重视非权力影响因素；注重情商的培养，以"情感式"管理替代"专制命令式"管理，平易近人，善于与下属沟通，多与护士谈心，增强自己的凝聚力，对不同年龄的护士采取个性化管理。如对新护士，应以鼓励为主，出现差错，帮助分析原因，宽容的心态处理。对年资高的中年护士，应尊重，为调动其积极性，发挥其骨干的作用，可分配带教、参与科室的管理等工作。对高年资的护士，在尊重的同时，应给予一定的照顾。对有困难的护士，管理者应从生活上和工作上给予一定的照顾和帮助。

（三）形成团结协作的氛围

护理人员内部的沟通是以相互尊重、理解、帮助、协作为前提的，级别高、年龄大的护士应互相学习，平时多关心、帮助级别低、年龄小的护士和实习护士，充分发挥自己的业务优势，要取长补短。切不可孤芳自赏，不屑一顾，不愿与他人交往。年轻的护士应工作认真仔细，更应尊重年龄大、级别高的护士，虚心请教，接受指导，在勤奋中进步。切不可过高地评价自己，不尊重老护士，引起老同志的不满。对有困难、健康欠佳的护士，应给予理解、同情和帮助。在平时的工作中，如果出现疏忽、差错，要敢于承担责任，不可嫁祸于人。另外，在他人面前不可议论别人的私生活，议人长短、贬低别人，抬高自己等。总之，要努力营造一种团结协作的氛围，建立一个富有凝聚力的集体，增强集体荣誉感和高度责任心。

## 五、护士与医技、后勤人员冲突的处理

（一）护士与医技、后勤人员冲突的原因

1. 护士与医技人员之间的冲突

主要是专业的不同，双方缺乏了解和沟通，在工作中很难相互支持和相互配合。一旦出现问题，还会出现互相推诿或互相埋怨的现象。最常见的是护士采的血标本因不合化验采样要求，造成没有检验结果或被退回来，这样护士向患者无法交代，责怪医技人员没有说清楚，医技人员说护士没问清楚造成采集方法不正确或剂量不准确。药剂人员埋怨护士用药没计划，护士则埋怨他们不配合临床治疗，导致患者治疗延误等，这样引发了冲突。

2.护士与后勤人员之间的冲突

往往是有些护士不尊重后勤人员,认为他们不是专业人员,不能直接创造经济效益,有的还认为是我们医护人员养活的后勤人员,他们就得为我们一线服务的,听从我们一线的安排,用一种命令的口吻,吆喝后勤人员做事。另外,有些后勤人员因是工人,工资低,工作任务多而牢骚满腹,有时工作也故意拖延,对护理工作的正常运转造成困难,这样产生了冲突。

(二)护士与医技、后勤人员关系冲突的处理技巧

1.理解与尊重

护士与医技、后勤人员之间要加强沟通,相互尊重,相互理解,多用一些礼貌性语言,"请"字当头,避免命令性的口吻,如果是护士的错误,造成标本采集错误的,要主动承认错误,不要推诿,导致矛盾升级。应主动承担责任,多做自我批评。如果是对方的原因造成的,也不必埋怨和指责,应主动帮助做好事后工作,将损失减小到最低程度,这样才能保证医疗护理工作的正常开展,才能保持和谐的人际关系。

2.支持与配合

与其他后勤保障工作者之间保持良好的支持与配合关系,护理工作才能顺利正常地开展。

(1)与检验人员配合 掌握标本的采集方法与要求,做到正确采集标本,及时送检标本。

(2)与影像检查人员配合 严格按检查的要求进行检查前的准备,并按预约时间将检查者和所需物品按时送到检查室。

(3)与药剂人员配合 按照药品管理规定,严格遵守毒麻药品的管理制度,有计划地做好药品的请领和报损工作。

(4)与后勤人员配合 理解、支持和体谅后勤人员的工作,加强公共设施的爱护,尽量减少他们不必要的工作量。

总之,要以真诚、情感、忍让、讨论等恰当的方式影响对方,及时处理冲突或纠纷,不断提高自己人际沟通的能力和技巧。要成功处理冲突,可借鉴:用幽默的语言缓和冲突;用合作代替竞争可避免冲突;直接沟通也可避免误会;双方协商也可解决冲突;必要时还可请求他人仲裁解决冲突。

☞ 【案例分析】

案例一:患者男性,因头痛伴恶心来院就诊,MRI 示:胶质瘤。入院后给予控制脑水肿,降低颅内压治疗。在一次静脉输液时,患者询问护士治疗药物的种类,并反映头痛得很厉害,护士没有及时回答

药物的种类，简单地说了一句："头疼，吵死了，你不能忍一忍?!"第一次穿刺失败，护士未做任何解释，就准备第二次穿刺，这时患者大骂护士，与护士发生矛盾，引起患者头痛加剧，家属来探视时，患者对家属大发脾气，家属了解情况后非常生气，要求护士当面道歉，并要求领导对该护士予以处罚。

　　阅读本案例后，请你谈谈该如何解决这个冲突。

　　**案例二**：患者女性，56岁，中学教师，汉族，已退休，有一对儿女，家庭经济状况差。患者因意识障碍来院就诊，诊断为脑出血。既往有高血压病史，予以复方降压片治疗，血压控制不理想。患者通过一周住院治疗，效果不太明显，一天其儿子来医院看母亲，发现母亲还是意识不清，心情郁闷，这时发现输液袋上一面写的母亲的名字。另一面写的别人的名字，非常气愤地来到护士站："护士，你们怎么这么不负责任?我妈的药是不搞错了，怎么写着别人的名字?护士认真看了一下输液袋，说："没有错，是你母亲的药，是昨天的一个病人出院了，药正好没用，你妈的药正好一样，就用给你妈了，难道这药我们不用丢掉啊。"家属一听护士这说话口气，非常有气，说："你们丢不丢，我管不着，输液袋上写两个名字，我当然要问清楚，难道还有错?"说着说就吵起来了，导致冲突的发生。投诉到护士长那儿，通过再三解释，是输液袋上写的字迹擦不掉了，然后把患者的药和医嘱都给家属查对，发现没有错，家属才放心。

　　1. 该护士该怎样向家属解释，处理冲突?
　　2. 该护士在以后的工作中吸取怎样的教训?

---

## 思考与练习

1. 冲突的常用处理方式有哪些?
2. 怎样处理与医技、后勤人员的冲突?
3. 作为一名护士，如何建立良好的护患、医护和护际关系?
4. 举例说明你是怎样处理日常生活中同学之间的矛盾的。
5. 市场经济条件下新型医护关系模式有哪些特点?

（王臣平）

# 第九章　护理工作中人际沟通的礼仪

## 学习目标

1. 掌握礼仪的概念与内涵、护士礼仪的特点。
2. 熟悉日常生活中应注意的礼仪问题。
3. 掌握护士的职业礼仪、涉外礼仪、求职应聘礼仪。

## 名言导人

　　荀子曾说过：礼者，人道之极也。论语里也写到：不学礼，无以立。可见礼仪对于每个人的重要性，尤其在中国这个文明古国，学礼、懂礼、行礼已成为人们在生活、工作中必不可少的元素。

# 第一节　礼仪概述

## 一、礼仪的概念与内涵

### (一)礼仪的概念

　　礼仪也是人类文明的结晶，是现代文明的重要组成部分。礼仪的"礼"字指的是尊重，即在人际交往中既要尊重自己，也要尊重别人。古人讲"礼仪者敬人也"，实际上是一种待人接物的基本要求。礼仪的"仪"字顾名思义，仪者仪式也，即尊重自己、尊重别人的表现形式。

　　礼仪是在人际交往中，得到共同认可的行为规范和准则，是对礼貌、礼节、仪表、仪式等的统称。是表现对他人尊重和理解的过程和手段。总的来说，礼仪是人们在社会交往过程中以建立和谐、良好的社会关系为目的而逐渐形成的，被人们认同，并相互遵守的一种行为道德准则或规范的总称。且这种准则或规范受到多种因素的影响，如历史传统、风俗习惯、宗教信仰、时代潮流等。所以它在不同的社会环境中，具体的表现形式也有所差异。但它均是以建立和谐、良好的社会关系为目的。

（二）礼仪的内涵

从个人修养角度来看，礼仪可以说是一个人内在修养和素质的外在表现。

从交际的角度来看，礼仪可以说是人际交往中使用的一种艺术，一种交际方式和交际方法。

从传播的角度来看，礼仪可以说是在人际交往中进行相互沟通的技巧。

从民俗角度看，礼仪是在人际交往中必须遵循的律己敬人的习惯形式，或者是约定俗成的对人尊重、友好的习惯做法。简言之，礼仪是待人接物的一种惯例。

从审美角度来看，礼仪是一种形式美，是人们心灵美的必然的外在表现。

（三）学习礼仪的必要性

讲礼仪可以使一个人变得有道德；讲礼仪可以塑造一个理想的个人形象；讲礼仪可以使你的事业成功；讲礼仪可以使得社会更加安定。礼仪是个人乃至一个民族素质的重要组成。

学习礼仪首先是个人的需要，因为礼仪是现代社会社交中不可缺少的基本个人素质，大家都来学习礼仪，掌握礼仪，自觉执行礼仪规范，使感情交流更加容易、顺利，帮助人际交往获取成功，进而有助于人们满足感情需求，或者有利于所从事的各种事业顺利发展并取得成功。其次，学习礼仪是整个社会的需要，文明的社会是一个安定、和谐的社会，人人重视礼仪，遵守社会公德，遵循人际交往的基本礼貌准则，这样，社会就会更加和谐与安定，从而达到文明社会。最后，学习礼仪也是国家的需要，我国素有"文明古国"、"礼仪之邦"的美誉，从古至今一直就十分崇尚"礼"，也极为重视礼仪教化。历代君主、诸路圣贤均把礼仪视作是一切与人交往的准绳，认为一切应以礼为治，以礼为教。而在今天，礼仪对于一个国家更为重要，它是构成社会主义精神文明的基本要素，也是一个国家文化与传统的象征，更是一国治国教民的经典。可以说，个人礼仪从一个侧面也反映了一个社会的文明程度。由此可见，个人礼仪不仅是衡量一个人道德水准高低和有无教养的尺度，而且也是衡量一个社会、一个国家文明程度的重要标志。

（四）礼仪的分类

大致可分为行政礼仪、商务礼仪、服务礼仪、社交礼仪、涉外礼仪等五大分支，礼仪是一门综合性的学科，各分支内容相互交融，大部分内容大体相同。

## 二、护士礼仪的特点

护士，是指经执业注册取得护士执业证书，依照本条例规定从事护理活动，履行保护生命、减轻痛苦、增进健康职责的卫生技术人员。医护人员的礼仪水平反映了医疗队伍的整体素质，是医院在医疗市场激烈竞争中得以生存的必备条件。医疗工作不仅需要精湛的业务技术和良好的思想道德，还需要医护人员具备较高的综合素质。

护士常常被大家亲切地称呼为"白衣天使"，职业的特殊性也决定了护士礼仪也具备其特殊性。随着现代护理的发展，护理内涵的延伸，对护士的要求也随之提高。不仅要求护士有良好的护理技能，更要求护士具备良好的职业修养和礼仪素养。护士面对的对象特殊：有患者、患者家属以及其他医务工作者，甚至还包括很多其他的相关人员，如警察、媒体、外界参观学习者等。这其中，主要的服务对象是患者。护士的一言一行在护患交往中都起到举足轻重的作用，护士的仪表、举止，言谈都能够使患者产生一系列的心理活动，如果护理人员不懂礼仪，就无法处理好护患关系和医护关系，也就不能很好地完成医疗护理工作。而正确地展现护士的礼仪，不仅能增加患者对义务工作者的信任，为患者的康复提供良好的心理社会环境，更能提升护士的社会地位和社会价值。这使护士的礼仪显得尤为重要，并具备其职业特点。

职业礼仪是护理人员提高对患者的服务质量、宣传职业形象并赢得社会认可的重要方式。良好的职业礼仪体现出的护理人员的语言美、行为美、知识美、品德美、仪态美，那是医护人员具有良好的文化素质的一个最真切的展示。

护士职业礼仪的特征

1. 职业礼仪具有强制性

护士在从事护理工作中的行为必须以此为准则，不得随意更改或忽视。

2. 职业礼仪具有灵活性

面对不同的实际情况，采取不同的行为方式，一切以患者为中心，为达到护理目标，根据不同患者，不同时期的心理、病理状态随时调整。

3. 职业礼仪具有可行性

具有可操作性。

4. 职业礼仪具有传统性

任何地区、任何民族或任何国家都有自己的传统文化，传统中的精华必须继承。中国的文化礼仪体现了中华民族重人伦、崇道德、尚礼仪的传统，我国护士礼仪吸取中华民族的优良传统和西方文化的精华，发展和完善了自己的科学体系。

# 第二节 日常生活礼仪

## 一、日常交际礼仪

### (一)见面与介绍

**1.见面问候礼仪**

见面时最简单的打招呼问候语就是"您好",或者根据早晚时间说"早上好","晚上好"。

**2.称呼礼仪**

称呼,是在人与人交往中使用的称谓和呼语,是表达人的不同思想感情的重要手段。

称呼礼仪是交际礼仪中的一个基本内容。使用正确、适当、得体的称呼,反映着一个人的文化教养,体现出对人的尊敬有礼。得体的称呼,可以给人以良好的第一印象,可以使对方感到亲切和温暖,成为双方交往的通行证。可按职称、职位、行业、性别或直接姓名称呼。应遵循先长后幼、先上后下、先近后远、先女后男、先疏后亲的原则。如果是熟人则可直接称呼姓名,或者昵称,如"小张",或者在姓前加上职称,如"王所长"、"李老师"等。面带微笑,给人以亲切感,表示很高兴见到对方。

**3.握手礼仪**

握手是全世界最通用的一种礼节,一般在相见、离别、恭贺、慰问或致谢时使用,见图9-1。

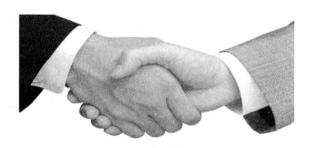

**图9-1 握手**

握手是沟通思想、交流感情、增进友谊的重要方式,热情、文雅而得体的握手能让人感受到愉悦、信任和接受,促进彼此间的交流。

握手通常应考虑交际双方的关系、现场的气氛以及当事人个人的心情等多种因素。在握手时应注意不同场合，区别对待。如：作为东道主，迎接或送别来访者时，要握手，以示欢迎或欢送。遇到较长时间未曾见面的熟人要握手，以示久别重逢而万分欣喜。偶然遇到同事、同学、朋友、邻居、长辈或上司时，要握手，以示高兴与问候。但在对方手中有东西或有伤等不方便的情况下，不应提出握手。握手的先后顺序：年长者与年幼者握手，年长者应首先伸手；长辈与晚辈握手，长辈应首先伸手；老师与学生握手，老师应首先伸手；女士与男士握手，女士应首先伸手；职位、身份高者与职位、身份低者握手，前者应首先伸手。

握手的标准方式是双腿立正，上身略向前倾，伸出右手，四指并拢，拇指张开与对方相握。握手时用力要适当，时间要适度。

4. 介绍礼仪

介绍是社交活动和人际交往中与他人进行沟通、增进相互了解、建立联系的一种基本方式。学会介绍自己和他人，是社交的一项基本功。

介绍主要有自我介绍、他人介绍和集体介绍三种形式。

（1）自我介绍　应主动打招呼问好，然后说出自己的姓名、身份；也可以一边与对方握手，一边作自我介绍；还可以利用名片、介绍信加以辅助。态度应亲切自然、友善随和，应做到简约、得体、切忌啰嗦，应实事求是，不可自吹自擂，夸大其词。

（2）他人介绍　他人介绍，又称第三者介绍。通常是为彼此不认识的双方相互进行引见，或把一个人引见给其他人的一种介绍方式。

①在介绍前　应先征得被介绍者同意后再介绍，尤其是将女士介绍给男士时，应先征得女士的同意后再介绍。在被询问是否有意认识对方时，一般不应拒绝，而应欣然应允。实在不愿意让别人介绍时，则应说明理由。

②介绍时　应先向被介绍的双方打招呼，双方应起身或欠身，以表示相互尊重。介绍后，双方应趋前主动伸手与对方握手，可寒暄几句，还可以相互交换名片。介绍时应注意顺序，应先将年轻的介绍给年长的、将职位低的介绍给职位高的、将客人介绍给主人、将男士介绍给女士。简要说明被介绍人所在单位、职务、业务范围等有关情况。同时应注意自己的体态，举止要端庄得体，面带微笑，目视对方，不能背对任何一位。介绍时应用手示意，但不可用手指头指指点点。

③集体介绍　集体介绍，是指为多人所作的介绍，介绍时应注意措辞、方式和顺序。

（二）交谈与交际

交谈与交际是我们人与人之间沟通最常见的形式。交谈时能够成功地运用灵活多样、娴熟适当的交谈技巧和礼仪规范等方式，能够很好地帮助我们成功的表达出我们的真实意愿，达成我们交谈的目的，这也是我们应当掌握和具备的基本技巧。

首先，准备工作要做好：在交谈以前要明确交谈的目的和内容，对交谈对象要适当的了解，寻找恰当的交谈时机和环境。

然后，要注意表达的技巧：

1. 打开话题

怎样打开话题往往是谈话能否顺利进行的关键，而谈话的第一句话也是最困难的，因为你还不熟悉谈话的对象。这时候就可以以当时的环境或者双方的共同点，挖掘简单大众化的话题展开谈话，如"听说你是某某的同学"等。

2. 打开话题后

在成功打开话题后，寻找适当的时机表达自己的意思。要求交谈者态度端正，语言要谦和，交谈时双方互相正视，互相倾听，要尊重对方，态度和蔼。

（1）表达自己意思　表达自己的意思时，语气得体委婉，过于严肃让人感觉不易亲近或难以接近，过于随便则让人感觉态度不端正，切忌用命令式的口气，会让人产生反感，使交谈适得其反。适当的幽默的表达可以缓解交谈的气氛。

（2）倾听　在倾听的时候不要表现出不感兴趣或倦意，也不要做些小动作。在适当的时候说出你的看法，表示你在认真倾听他的谈话。尽量让对方把话说完，不要轻易打断或插话。如万一要打断，则应征求对方同意，注意礼貌用语。如很多人在一起谈话，则应照顾到在场的每一个人。

（3）提问　提问也是一种艺术，首先提问要注意把握时机，然后提问的内容要求简单明了，且容易被对方理解，不可使用模棱两可的提问，以免造成不必要的误会。尊重对方，语气和蔼，语速适中，语式协调，态度诚恳，使对方感到舒适。提问时避免使用尖锐的用词。

（4）把握交谈的目的　交谈时要明确目的，切忌漫无目的地交谈，适当地把握主题，控制交谈的方向和交谈的时间。不可过于啰嗦，注意观察对方的态度，当对方表现出不耐烦，如：不停地看表或有其他事情的时候，应适时结束谈话。

微笑也是交谈时拉近彼此距离的法宝，它能够在最短时间内给人以亲切感，表达善意和友好，可以促进彼此交谈和交际的顺利展开。

（三）待客礼节

"有客自远方来，不亦乐乎。"有客人来访，待客时热情、周到、礼貌就会赢得朋友的尊敬。

首先，知道客人来访后，应提前做好准备工作，整理房间，根据客人的喜好准备好接待用品，如茶水、食品等。主人应穿着得体大方，仪容整洁。

然后，宾客到来时，应主动出门迎接，对初次到访者可简要介绍周围环境，安排客人休息，就坐，陪伴客人交谈，创造轻松愉快的环境，让朋友有宾至如归的感觉。如客人带来了礼物，应表示感谢。注意照顾老人和小孩。

最后，当客人要走时，应婉言相留。在客人离去时，应微笑起立，亲切道别，为远道而来的客人送行。

（四）做客礼节

走亲访友，人之常情。在做客的时候，同样要讲究礼仪，掌握做客这种社交活动的艺术，这样才能成为受欢迎的客人。

做客以不妨碍为原则，选择适当的时候拜访。应邀拜访时应准时到达，或者稍微提前一点，但不能太早。如因故迟到应解释原因并表示抱歉。到达主人家中后，应与在场的人打招呼，并报以微笑，或握手问候。在做客期间应彬彬有礼，不宜随处走动。拜访时间不宜过长，告辞离别时，也应讲究告辞礼仪，并对主人的热情款待表示谢意。

（五）宴会礼节

宴会是以宴请的方式表示欢迎、欢送、答谢、祝贺等的一种社会通用的社交礼仪活动。日常生活中，宴会时有发生，如欢度佳节、结婚生子等，也要注意宴会上的礼节，才能保持宴会上和谐愉快的气氛，有效的联络感情，建立良好的社会关系，或者达到应酬的目的。

参加宴会要准时到达，根据宴会的性质选择着装，要求着装整洁得体。入席时按照安排坐好，或与朋友一同就座。宴会开始后，遵循宴会的程序，切忌喧哗。就餐时，要文明用餐，动作要优雅，勿随意翻动饭菜，切勿狼吞虎咽。宴会结束离开时，与主人告别，并表示谢意。

（六）舞会礼节

参加舞会既可以怡情，又可以锻炼身体，在活动中结识朋友，丰富生活。这是一种娱乐型的社会交往方式，同样要遵循社交礼仪。

服装应与参加的舞会相适宜，见图9-2。在邀请对方跳舞时应先询问对方有无舞伴，如没有，则男士应走到女士面前弯腰鞠躬，伸出右手，并面带微笑礼貌地说："您好，请问可以请您跳个舞吗？"女士若同意可将自己右手搭在男士右手上。一般不应拒绝，如因故拒绝时，也礼貌地表示歉意，并简要说明理由。跳舞过程中，要大方端庄，双方身体保持一定的距离，避免不必要的误会。

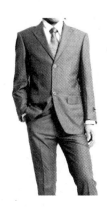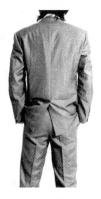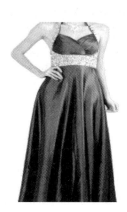

图 9 - 2　服装

（七）馈赠礼节

"礼尚往来"是中国自古以来就形成的风俗习惯，在现代社会也是一种表示友好、增进友谊、表示谢意等必不可少的社交手段。

赠送礼品时，应根据不同的对象和自己想要表达的心意，在适当的时机和场合赠送。在赠送时应表现得亲切、自然、有诚意。在选择礼品时，最好事先了解对方的喜好，切忌犯忌，如中国人不能送钟，因为其读音同"送终"。在接受礼物时，不论礼物轻重，均应表示感谢，并收好，表示对馈赠者的尊敬。

## 二、公共场所礼仪

（一）乘车礼仪

1. 乘车时要按秩序排队，注意礼让，不要乱挤乱撞。不能随地吐痰，不能乱丢果皮纸屑，遇到老弱病残孕及怀抱婴儿的乘客应主动让座。

2. 上车后不要抢占座位，更不要把物品放到座位上替别人占座。

（二）乘车行路

1. 让其他人先上，自己后上。

2. 要主动为他人打开车门，并以手示意，待领导和客人坐稳后再关门，一般车的右门为上、为先、为尊，所以应先开右门，关门时切忌用力过猛。

3. 在乘车的座位上很讲究，我国一般是右为上，左为下，陪同客人时，要坐在客人的左边。

（三）电话礼仪

使用电话时，发起者的一方被称为发话人，他的通话过程叫做打电话；而听电话的一方，则被称为受话人，他的通话过程则叫做接电话。在整个通话过程中，发话人通常始终居于主动、支配地位。作为"先发制人"的一方，要使自己所打的电话能准确无误地传递信息、联络感情，又能为自己塑造完美的电话形象。发话人在打电话时，应当做到时间适宜、内容简练、表现文明。在以上三个方面任何一方面行为不当，都会有损自己的形象。

1. 时间适宜

要打好一次电话，首先必须事先考虑以下两个时间问题：其一，何时通话为佳；其二，通话多久为宜。

（1）通话时间

通话的最佳时间有两种：一是双方预先约定的时间，二是在对方比较方便的时间。一般除有要事必须立即通告外，不要在他人的休息时间内打电话，例如，每日上午 7 点之前、晚上 10 点之后以及午休的时间等，在用餐时打电话也不合适。

给海外人士打电话，应了解一下时差，查询对方现在的时间，不要不分昼夜，否则就会骚扰他人。打公务电话，尽量公事公办，不要在他人私人时间里，尤其是节假日去影响对方。另外，如果有意识地避开对方通话高峰时间、业务繁忙时间、生理厌倦时间，打电话的效果会更好。

（2）通话长度

在一般情况之下，每一次通话的长度应适当的有所控制，基本的要求是以短为佳，宁短勿长。在电话礼仪里，有一条"三分钟原则"。它的主要意思是：在打电话时，发话人应当自觉、有意识地将每次通话的长度限定在 3 分钟之内，尽量不要超过这一时间。

（3）体谅对方

发话人在打电话时，应当善解人意，对受话人多多体谅。应注意受话人的反应，比如，在开始通话时，先问一下对方现在通话是否方便。倘若对方不方便，可另约时间，届时再打电话过去。同时还应注意，不论彼此双方关系如何，也要把握好通话时间。倘若通话时间较长，应先征求一下对方意见，并在结束时略表歉意。在对方节假日、用餐、睡觉时，如万不得已打电话影响了别人，不仅要讲清楚原因，还要记得说一声"对不起"，以表示歉意。在他人上班时间内，原则上不要为了私事通话而妨碍对方工作。

2. 内容简练

在通话时，要求说话内容简练。根据礼仪规范，发话人要做到言简意赅，就必须注意以下三个方面。

（1）事先准备

每次通话前，发话人理应做好充分准备，最好是把受话人的姓名、电话号码、通话要点等，列出一张"清单"，通话时就不会出现缺少条理、丢三落四的情况了。此种方法简单易行，只要养成了习惯，就会成为自己的自觉行动。它不仅利己利人，而且容易使通话对象感到自己办事有条理、训练有素。

（2）简明扼要

发话人讲话务必要务实。问候对方完毕，即应直言主题，绝不啰嗦。在通话时，最忌讳发话人讲话吞吞吐吐，含糊不清，东拉西扯。

（3）适可而止

作为发话人，要说的话说完了，即应终止通话。由发话人终止通话，是电话礼仪的惯例，也是发话人的一项义务。发话人不放下电话，受话人先挂电话则显得有些不礼貌。因此，发话人切勿当断不断，不要话已讲完，依旧反复铺陈，再三絮叨。使用公用电话，而身后有人排队时，一定要自觉主动地尽快终止通话。

3.表现文明

发话人在通话的过程中，自始至终都要以礼待人，表现得文明大度，尊重自己的通话对象。对此有以下三个重要方面值得注意。

（1）语言文明

在通话时，发话人不仅不能使用"脏、乱、差"的语言，而且，还须切记有三句话非讲不可，它们被称为"电话基本文明用语"。

其一，首先要向受话人恭恭敬敬地问一声："您好！"然后才可以说其他的话。切勿一上来就"喂"对方，或是开口便说自己的事情。

其二，问候对方后须自报家门，以使对方明确"来于何人"。在电话里自报家门，通话人有四种模式可以借鉴：第一种是报本人的全名；第二种是报本人所在的单位；第三种是报本人所在的单位和全名；第四种是报本人所在的单位、全名和职务。其中第一种模式主要用于私人交往，而后三种模式则常用于公务交往，最后一种模式最为正规。

其三，在准备终止通话时，应先说一声"再见"，否则就会使终止通话显得有些突然，并让自己的待人之礼显得有始无终。

（2）态度文明

发话人除语言要规范外，在态度上也应该温文尔雅。

对于受话人，不要厉声呵斥、粗暴无理，也不要低三下四、阿谀奉承。电话如果需要总机转接，勿忘对话务员问上一声"你好"，并且还要加上一声"谢谢"。另外，"请"、"麻烦"、"劳驾"之类的词，该用时也一定要用。碰上要找的人不在，需要接听电话的人代找，或代为转告、留言时，态度更要文明而有礼。通话时电话忽然中断，依礼需由发话人立即再拨，并说明通话中断系线路故障所致，不要不了了之，或干等受话人一方打来电话。如果拨错了电话号码，应对接听者表示歉意，不要一言不发，挂断了事。

（3）举止文明

拨号时，不要以笔代之。在打电话时最好双手持握话筒，并起身站立。通话时不要把话筒夹在脖子下，抱着电话机随意走动，或是趴着、仰着、坐在桌角上，或是高架双腿与人通话。边打边吃东西，也是失礼的行为。

通话时发声不宜过高，免得受话人承受不起。标准的做法是：声音宁小勿大，并使话筒与口部保持3cm左右的距离。

终止通话，放下话筒时，应使用双手轻放，不要用力一摔，令对方大惊失色，觉得震耳欲聋。通话"半途而废"，或拨号时对方一再占线，要表现出应有的耐心，不要做出不耐烦的表现。

（四）递物与接物

递物与接物是生活中常用的一种举止。

礼仪的基本要求就是尊重他人。因此，递物时须用双手，表示对对方的尊重。例如递交名片时，双方经介绍相识后，常要互相交换各片。递交名片时，应用双手恭敬地递上，且名片的正面应对着对方。在接受他人名片时也应恭敬地用双手捧接。接过名片后要仔细看一遍或有意识地谈一下名片的内容，不可接过名片后看都不看就塞入口袋，或到处乱扔。在传递有锐利面的物品时，如剪刀等，应将锐利面朝向自己，手持端交给对方，并提醒对方注意。在对方不方便时，应延迟传递物品的时间。

（五）会议礼仪

会议的通用礼仪，主要有以下几点：

1. 发放会议通知时应阐明目的

2. 拟发好会议通知

会议通知必须写明开会时间、开会地点、会议主题、参加者、应携带或准备的东西等内容。要提前一定的时间发通知，以便使参加者有所准备。

3. 安排好会场

会场的大小，要根据会议内容和参加者的多少而定。如果会场不易寻找，应在会场附近安设路标以作指点。

4. 开会的时间宜紧凑

开"马拉松"式的长会，往往上面在作长篇报告，下面却在交头接耳、呵欠不断。所以力求"短小精悍"，有效地利用时间，讨论实质性的问题，应视为开会礼仪中十分重要的一条。

5.迎送礼仪

凡是一些大型或中型会议,对会议参加者要认真做好迎送工作。一般应在会前组成一个会务组,专门处理有关问题。

6.穿着得体,按规定时间到达会场

会议过程中,注意力要集中,除发言讨论时间外,应保持安静,表示对发言者的尊重。在主持人宣布散会后才依次离去,不能提早离场。离场时大声喧哗或者蜂拥而出都是不礼貌的行为。

# 第三节　护理职业交往礼仪

## 一、致意礼仪

我国常用的致意有:招手致意,点头微笑致意,握手礼,鞠躬礼和注目礼。而我们护士这个特殊行业,其具体的致意礼仪表现在如下几个方面:

（一）仪容仪表

护士应戴护士帽,头发梳理整齐,长发应束扎好并妥善固定,可以用发网或者发簪盘起,短发不能过肩,前发齐眉,不能超过眉毛。侧不过耳,后不过领。戴圆帽时头发不能外露。化淡妆,指甲应短、干净,保持手部清洁。不能佩戴任何首饰,如耳环、项链、戒指、手链等。穿戴好工作服,护士服分为冬装和夏装,要求着装整洁,做好个人卫生,护士服要求清洁、平整、无污渍。干净整齐是护士工作装的基本要求。扣好衣扣,内衣不外露,穿裙子时裙边不超过工作服。夏日着短装护士服时,应着肉色丝袜。佩戴好口罩,口罩要遮住口鼻。护士鞋应为白色、米色或者乳白色,软底,坡跟或者平跟,能防滑,见图9-3护士仪表。

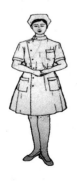 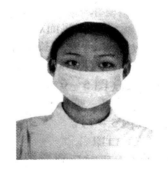

图9-3　护士仪表

（二）护士的表情

护士应面带微笑，给患者以亲切温馨的感觉，切忌大笑。但也应注意时机，在患者很痛苦或病情变化时应以严肃认真的表情对待。在人的表情中，眼神最为重要，护士的眼神在接待时温和，给人以亲切之感；治疗时坚定，给患者信任之感；在患者难过时真情流露，给患者以关怀之感等。谈话时应注视对方双眼表示尊敬，见图9-4护士表情。

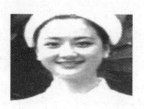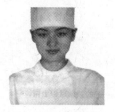

图9-4　护士表情

（三）言谈举止

1. 站姿

站姿又称立姿，是护理人员站立时所呈现的一种姿态。站姿应稳重、端庄、挺拔。护士的站姿包括基本站姿、规范站姿、"丁字步"站立。

（1）基本站姿　站立时面带微笑，双眸有神，平视前方，抬头，收腹挺胸，立腰提臀，双肩下沉外展，双手指尖向下，五指合拢，双臂自然下垂，贴于两脚裤缝外，双腿并拢，脚跟相靠，脚尖稍稍分开。

（2）规范站姿又称V字形站姿　女性双虎口相对，右手自然握住左手，掌心向内，置于下腹部，脚尖分开。男性双手交叉放于身后。

（3）"丁字步"站姿　在规范站姿的基础上，将左脚或者右脚向后移动，前脚脚跟靠于后脚内侧中间位置，两脚形成"丁"字。

2. 行姿

行姿又称走姿，指护理人员在行走过程中展现的姿态。走姿应优雅、干练。

行走时，应上身挺直，头部端正，下颌微收，两肩齐平，挺胸、收腹、立腰，双目平视前方，精神饱满，表情自然。左脚起步时身体向前方微倾，走路要用腰力，身体重心要有意识落在前脚掌上。行进时步伐要直，两脚应有节奏地交替踏在虚拟的直线上，脚尖可微微分开。左脚前迈时，微向左前方送胯，右脚前迈时，微向右前方送胯，但送胯不要太明显。双肩平稳，以肩关节为轴，两臂前后自然协调地摆动。手臂与身体的夹角一般在10~15度，摆幅以30~35度为宜。

3. 坐姿

即护理人员就座后所呈现的姿态。

（1）端坐　抬头，眼睛平视前方，双肩自然后展，上身挺直，左、右大腿大致平行，膝弯屈大致成直角，足平放在地面上，手轻放在大腿上。坐在椅子的前部1/2 或 1/3 处即可。

（2）双腿斜放式坐姿　双腿并拢、双脚尖并拢，两腿向左或向右斜放，双手自然放于左腿或右腿后 1/3 处，见图 9 – 5。

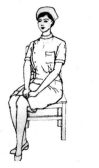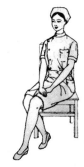

图 9 – 5　坐姿

4. 言谈礼仪

语言是护士与患者沟通最基本、最常用的桥梁。通过语言交谈护士可以收集病情，获取各种信息，表达关心，进行宣教等等。掌握良好的言谈礼仪，运用好语言的技巧可以帮助护理人员顺利地开展临床工作，更好地为患者服务，同时也是避免医疗纠纷的重要措施。俗话说"良言一句三冬暖，恶语伤人六月寒"，言谈礼仪在护患交往中显得尤为重要。

（1）礼貌用语　礼貌是人与人之间交往的最基本的道德规范行为，也是博得交往对象好感的最为简单有效的方法。在护理工作中，礼貌用语可以使患者感到亲切、被尊重，是愉快交谈的前提条件，恰当地使用礼貌用语有利于增进护患关系。做到"文明礼貌八有礼"：见到患者有问候；新来患者有介绍；治疗前后有解释；操作失误有道歉；治疗结束有感谢；治疗之中有巡查；患者悲伤有劝慰；患者康复有祝福。如患者来到时，护士应起身相迎，并主动礼貌询问："您好，请问有什么可以帮到您吗？"如患者行动不便，应主动提供帮助。一举一动应干净利落，彬彬有礼，轻柔周到。

（2）有目的地交谈　在和患者交谈的时候，重点要突出，明确本次交谈的目标，不要漫无目的地闲谈，或者把握不住目标跟随患者的话题越扯越远。在交谈前理清思路，准备好交谈的话题，如对于新入院的患者，交谈的话题可定为本次入院疾病的现病史，以收集病史为目的。对于手术前的患者，交谈话题可设为患者面对手术的心理紧张焦虑情况，目的是减轻或者消除其焦虑心理。当发现交谈内容偏移目标时，应及时作出调整。

（3）语言简洁、明了　在与患者交谈时，尽量避免医学术语，措辞要通俗易懂，但切忌啰嗦。可根据患者的受教育程度或者接受能力安排谈话的深浅度。表达或阐述某项事情时，应有条理地说明，忌词不达意或者思维混乱。

（4）倾听　适时地抛出话题，让患者表达自己的意见，做一个倾听者。在患者说话时应认真倾听，神情专注，并在适当的时候表达自己的意见或者重复他的话，表示你在认真倾听。在患者倾诉时，尽量不要打断，在必须要打断的时候，要表示歉意。

（5）肢体语言　这种非语言沟通在临床上运用非常广泛，在特殊的时刻甚至比语言沟通的效果更好，比如触摸、手势等。

## 二、称谓礼仪

称谓是指人们在日常交往应酬中彼此之间的称呼语。适当的称呼不仅表现了对对方的尊重，同时可以展示个人文化素质修养，还可以拉近彼此的距离，融洽护患关系。

称谓的方式有很多种，分别有：性别称谓，即按对方的性别称呼，如王先生、刘小姐等。如为夫妻，可称呼为王先生、王太太。行业、职称称谓，按其所从事的行业称呼，如王老师。根据其原有或者现有的职称、职位称呼，如王主任、刘教授等。特殊称谓，在一些特殊的地方或者民族，存在一些特殊的称谓，如酋长；姓氏称谓，这是在我国比较普遍的称谓，也是我国的特色，即在姓氏前加上特定的字，如"小张"、"老王"或者"王老"等。年龄称谓，按照对方的年龄称呼，如"小朋友"、"叔叔"、"奶奶"等。昵称，一般用于较熟的患者。姓名称呼，对于不适宜其他称呼方法的，则可选用直接称呼名字的方式。

选择称呼时，应根据对方的身份、地位、年龄、性格等来选择，最基本的要求就是要尊重，可在相互熟悉以后改变称呼，让患者更加亲切。切忌直接称呼床号，如"5床，过来一下"。

## 三、介绍礼仪

介绍是人际交往中与他人进行沟通，增进了解，建立联系的一种最基本、最常规的方式。接待患者时，正确地使用介绍礼仪能消除或减轻患者对病房的陌生感和恐惧感，促进患者尽快适应病房环境，为良好护患关系打下良好的基础。当新患者来到病房，应及时向患者及家属介绍病区环境、主管医生及护士等。在介绍时应根据患者的病情和接受能力，选择不同的介绍方式。对病情较轻，接受能力好的，可带患者在病区进行简单的参观，介绍时要简要周到，交代注意事项，口吻要亲切，面带微笑，音量适当，语速不应太快。对于病情较重、接受能力较低的患者，应在病情稳定后，或者有陪人在场的情况下，做适当的介绍，可将介绍内容分次讲解，利于患者接受。介绍时，措辞尽量选择积极、阳光、正面的，增加患者对医院及医护人员的信任，增加康复的信心。其他基本介绍礼仪同前。

## 四、电话礼仪

电话也是医院和科室的门面之一，良好的电话礼仪能够有助于树立良好的医院和科室形象。一般要求，打电话时坐姿端正，一手放在桌面，一手握住听筒，态度认真有耐心。一般来说，接听电话，应尽快接听，响铃不超过三声，拿起听筒后，先自我介绍："您好，这里是某某医院某某科，请问有什么可以帮到您?"倾听要专注，旁边的同事应将音量降低，为通话创造安静的环境。交谈时用词礼貌规范，语气谦和。注意适当控制交谈内容，不应闲聊。如因故要结束电话应表示歉意，并简要说明原因。如对方找的人在，则应询问是否需要代为转告，如需要，则应及时转告。拨出电话时，应注意时机，不应选择休息时间。电话接通时应先确认对方身份，避免不必要的尴尬："您好，请问你是某某先生/女士吗?""您好，这里是某某医院某某科室，请问您现在方便吗?"说明事情应简洁明了，注意礼貌用语，如对方有其他事情，则应长话短说，注意谈话的目的性，尽量不要偏移主题。电话结束，相互说"再见"，再见后不应立即挂电话，应确认对方先挂电话后，再放下电话。在电话礼仪中，可运用"文明五句话"：问候语"您好"；请求语"请"；道歉语"对不起"；感谢语"谢谢"；告别语"再见"。

## 五、迎送接待礼仪

良好正确的接待礼仪会给到达病房的患者及家属一个良好的第一印象，也会加强患者对护士的信任感，为以后的护患关系打下良好的基础。

（一）接待新患者入院

在患者办理住院手续以后，来到病房，我们就应做好接待工作。在病房这个特殊的环境中，往往给第一次到来的患者这样一个特殊群体带来一定的陌生感、恐惧感，会让患者感到不安。这时，我们护士应热情、礼貌、主动地接待。看见患者，主动迎接，礼貌亲切地对患者自我介绍，以及对周围的环境、医护人员的介绍，并根据病情简要地介绍治疗流程，如入院后会进行抽血，待进一步检查确诊后，可能会进行什么样的治疗，让患者有一定的心理准备。而且对待不同的患者还要运用不同的沟通方法。如小朋友，我们应该表现得亲切、温柔，可适当地运用肢体语言，注意宣教安全防护。对年纪较大的患者我们应当注意语速要慢，音量要稍大。接待过程中，要有耐心，护士应遵循的几个要点是：礼貌，热情，主动，周到。禁忌使用"欢迎光临"等欢迎词。

（二）送出院患者

这里可分为痊愈出院，转院，死亡。

1. 痊愈出院的患者

痊愈出院是住院患者期盼已久的好事，出院以后患者将恢复到正常的日常生活中，在这个时候，我们应当为患者送上真诚的祝福，并针对患者的情况交代注意事项，为患者此次住院画上圆满的句号。在患者主动离开前，我们不能催促患者离开。等患者收拾好东西后，我们应礼貌地询问是否有家人来接，对行动不方便的患者，应提供轮椅或者平车，确保有家属在场，一同协助患者离开，并为患者按好电梯，待患者进入电梯后，才转身离开。

例如，护士送一位女性胆囊切除术后患者出院。

护士："李大姐，祝贺您今天康复出院，现在您气色也好了很多，但是出院后还是有些需要您注意的地方。第一个是饮食方面，注意饮食要少量多餐，进食低脂易消化食物，多喝水；而且要按医生吩咐定时吃药。二是要多吃含维生素 A 丰富的食物，如菠菜，豌豆苗等，还可吃一些优质蛋白质如瘦肉，豆制品等。三是多食用植物油，常吃一些山楂、乌梅等可以促进胆汁分泌和胆管松弛的食物，少食动物油类、高胆固醇类食物。四是胆囊切除后常有大便次数增多的现象，在几周后症状就会减轻，不用担心。由于胆管结石的复发率比较高，所以如果您发现有肚子痛、发热、皮肤眼睛变黄等不舒服的表现以后请及时到医院来检查。"

患者："还这么麻烦呀！"

护士："为了您的健康，这些都是您需要注意的。为了方便您，我们制作了一本小册子，上面有与您的健康相关的知识和注意事项，您可以拿回去好好看看。如果您对住院期间我们的护理有什么意见或者建议也可以向我们反映，或者填写这张问卷调查，投入意见箱，这样可以帮助我们为患者提供更好的服务。"

患者："好的，谢谢你们的照顾！"

护士："不用谢，这是我们应该做的，请走好！"

2. 转院的患者

我们应当遵循转院操作流程，当患者联系好医院后，为需要的患者提供轮椅或者平车，待患者整理好随身物品后，送患者至接受医院的救护车上，协助做好安顿工作，并做好相关的交接工作。同样态度要和蔼，体贴周到。

3. 死亡的患者

死亡是一件很令人伤心的事情，家属的情绪处于难过的心情中，甚至将这种难过转为对医院、对医护人员的不满。这时候，作为护士更应该注意我们的行为举止,适当的言行可以在这种特殊的时候防止激起患者家属的不满情绪,避免与家属之间的冲突,更可以安抚他们的悲伤心情,减轻他们的痛苦。在宣告死亡后,做好尸体料理。尸体料理过程中应该注意对患者的尊重,态度严谨认真,切忌说笑等不严肃的行为,动作要轻柔,干净利落。处理好抢救后的用物,协助更衣,整理床位,保持整洁体现对死者的尊重。可留出适当的时间给家属表示对患者的悼念。及时联系太平间工作人员,并协助家属转运死者。

# 第四节 求职应聘礼仪

## 一、面试的形象

古希腊哲学家亚里士多德说过:"美观是最好的自荐。"现代心理学研究也表明:一个人的外观可以对应聘就业产生直接的影响。应聘者面试时,必须注意将自己的仪表做一番认真的修饰。不论是仪容、化妆,还是服饰,都必须规范得体,争取给用人单位留下良好的第一印象。包装的理想效果是,虽然是经过了精心的修饰过,但是却看不出修饰的痕迹,也让人挑不出毛病。服饰和装扮本身就是一种无声的自我介绍,面试官会从这里读出你的许多内容,比如:你的年龄、家庭状况、经济条件、教育程度、性格倾向、对面试的重视程度等。

(一)最佳形象

面试是一种正式场合,衣着应规整得体,修饰自然有度,给人以朴实整洁、合体大方的感觉,穿着应以稳重一点为好,服饰和装扮一定要符合以下要点:与面试环境、应聘职位及气氛协调;自然大方地显示着你的形象;与你的气质相协调,与你的举止相符合。一般而言,面试官评判面试者服装的标准是:协调中显示着人的气质与风度,稳重中透露出人的可信赖程度,独特中彰显着人的个性。

男士身着一套深色的西服,能给人一种干练、精明的专业化感觉。西装要笔挺、无褶皱;领带长度平腰带下缘,颜色根据西装及衬衫搭配;白衬衣要干净,长裤要整洁,平整,一定不能皱巴巴,双臂自然下垂时,衬衫袖口长及腕部;一般穿黑色皮鞋,或者根据西装颜色搭配,皮鞋要擦亮。对于女性而言,剪裁简单的套装是面试首选,切忌衣着过于华丽,忌太露太透的衣服或者奇装异服。连衣裙、套裙、套装较好。但一定要干净、平整、无褶皱,衣服要合体,双臂自然下垂时,衬衫袖口长及腕部。如果是裙子,则不宜过短,太短有失庄重,长及膝盖或膝盖下2~3厘米为宜,丝袜以肉色为雅致。破损丝袜不能穿,鞋跟高度要适中,颜色与衣服颜色和谐即可,黑色较常见,皮鞋要擦亮。如穿中、高统靴子，裙摆应盖过长筒丝袜袜口；夏日最好不要穿露出脚趾的凉鞋，或光脚穿凉鞋，更不宜将脚趾甲涂抹成红色或者其他颜色。总之，女士着装以整洁美观、稳重大方、协调高雅为总原则，服饰色彩、款式、大小应与自身的年龄、气质、肤色、体态、发型和拟聘职业相协调、相一致。

（二）发式

男性的头发比较好打理，因为可供男性选择的发型不多。如果使用发胶，需要注意，临出发前，一定要用梳子把头发梳理好，如果男性面试者想简简单单理个发就行了，那他最好回忆一下，刚理过发后，是不是每次你都有点儿羞于上街？如果是，那就应该早几天理发。

女性的头发最忌讳的一点，是有着太多的头饰和过分的装束。在面试这样的场合，大方自然才是真。所以，不要弄什么"爆炸式"的发型，这种膨胀着的带有威胁意味儿的头发，会使面试官对你有着本能的排斥；高挽的发髻也不可取，它会让面试官倾向于以家庭型女性来评判，这无疑是对你求职的否定；披肩的长发已渐渐被接受，但应稍加约束一下，不要让它太随意。

（三）面部的化妆

面试中，脸部的化妆一定要淡而自然。一副浓汝无异于在向面试官诉说着："我没有自信，所以我要掩饰我的本来面目。"因为它使人的脸部不自然，它破坏了人脸上的表情，而一张脸最生动的地方就在于它的细微生动感人的情绪表达。不要让面试官必须先努力看透厚厚的化妆才能捕捉到你的表情。

眼睛是情绪交流的焦点，一双明亮而自信的眼睛必然会给自己的面容增色不少。所以，要注意修饰一下自己的眼睛，但不要露出修饰的痕迹来，切忌不要在眼睛四周描上黑而深的眼影。

合理地修饰嘴唇，可以达到一个效果，能吸引人的视线，而让其忽略自己面部的其他缺陷，即便是男士，也不要干瘪着嘴去面试，他应该给自己的嘴涂上一层婴儿油膏，让它有一定的润泽感，干巴巴的嘴唇会给面试官一种仓促匆忙的感觉。嘴大、唇深的女士也可以效仿一下男士的方法。年轻的女性不要用大红或橙红的口红，可慎用紫色，以防给面试官血盆大口的感觉，唇线不要画得太深，这会让你的嘴唇显得突出虚假。面试前，最好把牙齿在牙科清洗一下，面试官喜欢看到你明眸皓齿。

可适当地注意一下鼻子。如果你的鼻子容易出油发亮，可略施淡粉。如果有粉刺鼻、酒糟鼻，最好提前到医院去诊治一下，不要让这些本来无关的东西影响面试的效果。鼻毛长的人，面试前最好要认真修剪修剪。

面试的早上，冲个淋浴会使你容光焕发，早餐中不要吃大蒜、洋葱，亦不要喝酒，要让你在面试中的气味像初春的微风一样清新宜人。

## (四)装饰

当今时代是一个追求美的时代,适当地搭配一些饰品无疑会使你的形象锦上添花,但搭配饰品也应该讲求少而精,一条丝巾,一朵胸花,一条项链,就能恰到好处地体现你的气质和神韵。应避免佩戴过多的或者过于夸张有碍工作的饰物,让饰品起到画龙点睛之妙,而不是画蛇添足。否则,容易分散考官的注意力,甚至给考官留下不成熟的印象,见图9-6。

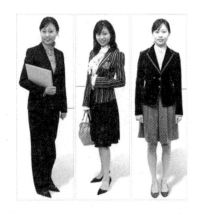

图9-6 职业装

## 二、面试的礼仪

### (一)站姿

站姿是站立时所呈现出的姿态,是其他一切姿势的基础。正确的站姿可以让面试官看出你饱满的精神、良好的修养和真诚的态度。站姿的要求是:挺拔、端庄、礼貌、有教养,展现出体态美。

女性护理人员面试时以"丁"字步或者"V"字形站立为好,抬头,颈直,下颌微收,嘴唇自然闭合,两眼平视前方,面带微笑,肩平自然舒展,挺胸,收腹,两臂下垂于身体两侧,手指自然弯曲,虎口向前,两腿直立,两膝和脚并拢。男性护理人员可双脚后跟并拢,角尖打开站立,双手右上左下相扣于下腹部。应聘时切忌站立时头歪、肩斜、背弓等不良姿势,双手不要抱在胸前、插入衣兜或者裤兜里,脚不能使劲地点地或者晃动肢体,见图9-7。

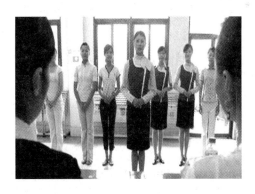

图9-7 站姿

（二）坐姿

坐姿即坐的姿势，也是我们日常生活中最常用的一种举止。端庄、安详的坐姿不仅表现出了你的修养，更给人一种信赖的感觉，展现出一种静态美。

入坐时，抬头颈直，下颌微收，目视前方，挺胸立腰，双肩平正放松，上身与大腿、小腿均成90度，两膝自然并拢，两脚平落在地，足尖向前，可坐在椅子的1/2～2/3处即可，女士落座后，左右手重叠放置于一侧的大腿上。男士可双脚分开，宽于其肩，双手可分别放置在两腿上。入座后不要低头后仰，左盼右顾，摇头晃脑等动作，见图9－8。

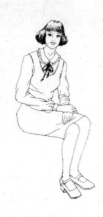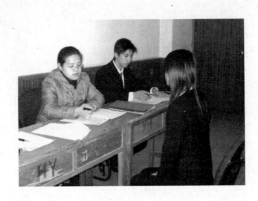

图9－8　坐姿

（三）走姿

走姿即行走的姿态，是以站立姿态为基础，属动态美。走动时走姿要协调、稳健、轻盈、敏捷、匀速，步态要优美，精神抖擞的走向面试者。上身正直，抬头，下颌微收，两眼正视前方，重心稍向前倾，两臂自然摆动，步幅适中。女士要展示女性的端庄、文雅、温柔之美；男士要展现出男性的刚强豪健的阳刚之美。

（四）表情

表情要自然，面带微笑，目光坚定专注，要表现出自信，但又不可表现出骄傲或者不屑的神情。

（五）见面

见面时要掌握以下要点：

遵时守信，面试提前十分钟左右到达目的地。对接待人员以礼相待。关掉手机或者设为静音。进入面试房间前应先敲门，不能贸然闯入。见到招聘人员要主动打招呼问好，但忌贸然握手。待招聘人员邀请时方可入坐。

递送简历时，双手持个人资料，资料的正面对着招聘者，身体略向前倾，大方得体地递出个人简历。

(六)自我介绍

自我介绍的内容包括：姓名、学校(单位)、专业、特长、职务、主要荣誉或者奖励。

介绍时自信大方，内容要有针对性，同时也要注意自谦。

(七)回答问题

当招聘方提出问题时，可以先阐述自己的观点，然后做进一步的说明。对于自己想要重点表达的观点和思想，可作必要的重复，但切记反复的叙述，让人感觉做事拖沓、不干练。同时注意，用人单位把诚信作为选拔人才的重要标准之一。因此，面试人员提出的问题，我们应该积极思考，坦率诚实地回答，不能信口开河，华而不实。

(八)提问

谈话中尽量不要打断招聘者的谈话，但非说不可的情况下应取得对方的允许，"老师，对不起，可以请教一个问题吗？"对方同意后方可阐述自己的观点，结束阐述后要致谢并请对方继续。切记不可滔滔不绝，造成喧宾夺主的局面。

(九)交谈

交谈时要留意对方的反应。一是看对方的表情；二是看对方的语气；三是观察对方的肢体语言。以此调整自己的思路和话题。在整个面试过程中要善于使用适当的语言、语调渲染气氛，达到良好的沟通效果。

(十)告辞

如果自己是接到用人单位的通知前来面试的，要待对方通知面试结束再告辞；如果是自己主动上门面试的，可以根据谈话情况主动提出告辞。告辞前应注意细节如下：

把自己坐过的椅子轻轻归到原位；离开前将各种材料整理归类；把用过的水杯仍进垃圾桶；发现旁边有废纸等可清理一下。

告辞时，如果面试人员主动与你握手，应该热情配合，握力适中。不可主动与招聘者握手，可使用鞠躬礼、点头礼和微笑致谢礼："谢谢贵医院(单位)给我提供这次面试的机会"；走出房间时要轻轻关门，如果门口有其他工作人员，也应该友善地致谢后再离开。

询问面试结果 一般来说，如果用人单位没有告诉应聘者什么时候宣布面试结果，可以在一星期后询问。询问时，要充满信心，态度谦虚，用词礼貌，即使没有被录用，态度也要热情，可以诚恳地询问自己存在的不足，认真总结经验，准备迎接下一次的面试。

# 第五节　涉外礼仪

随着改革开放不断深入，我国与世界各国在政治、经济、文化、教育、科技、体育等方面的交往越来越多。近年来，医院的对外交往日益繁多，这就要求我们的护理工作者学习和掌握一定的涉外礼仪常识，以适应涉外事业的发展和需要。

涉外礼仪是世界文化的重要组成部分，具体到护理工作中，便形成了涉外护理礼仪。这是护士人文素养的必修课程。

## 一、涉外礼仪的概念和基本原则

涉外礼仪是指在对外交往中，对外宾表示尊重、友好的各种惯用形式，以及举行各种活动和庆典仪式的规范。涉外护理礼仪即在护理工作中，护士接待外籍患者，为外籍患者提供护理服务时用以维护自身形象，并对外籍患者表示尊敬和友好的约定俗成的习惯做法。在对外交往中，不论其职位的高低，参加对外活动者所代表的不仅仅是个人，还代表所在单位的形象，甚至是代表着整个国家的形象。在与外宾交往中，一言一行、一举一动，都应符合涉外礼仪的规范，以便更好地维护国家的尊严，维护单位及个人的形象和声誉，并促进中外双方关系的融洽发展，因此，我们必须掌握涉外礼仪的基本准则和行为规范，在与外国人相处的时候，知道应该怎么做，不应该怎么做。

（一）基本要求

讲究仪表与衣帽整洁，面、手、衣履要洁净。男子的头发、胡须不宜过长，应修剪整齐。指甲要经常修剪，一般与指尖等长，不留污垢，保持手部清洁。衣着要整洁笔挺，不能有褶皱，钮扣均应整齐，裤扣不能在室外或公共场合整理。不要在人前做剔牙、抠鼻、掏耳、剪指甲、搔痒等不雅的小动作。也不要在人前打哈欠、伸懒腰、打喷嚏、擦鼻涕、咳嗽，打喷嚏时应用手帕、餐巾纸捂口鼻，面向一旁，避免发出大声响。

举止大方得体，态度和蔼端庄，精神饱满自然，言行检点。站、坐、走都要符合常规，任何失礼或不合礼仪的言行会被视为有失体面。

说话客气，注意身份。说话时神情矜持和蔼，面带微笑。随便与人攀谈是失礼行为，萍水相逢，应在有人介绍后方可交谈。

遵守公共秩序，不打搅、影响别人，尊重别人。不随意指责别人或给别人造成麻烦和不便。发表议论与指责别人会被认为缺乏教养。在医院这种公共场所都应保持安静。守约遵时是国际交往中极为重要的礼貌，参加各种活动，应按约定时间到达。在护理工作中也是一样，安排患者几点进行治疗后，就要准时开始，不能让患者久等，如遇特殊情况不能按时进行的，应向患者说明推迟或取消的原因，并表示抱歉，然后交代处理结果。失约和超时是很不礼貌的行为。承诺别人的事情不能遗忘，必须讲信用，按时做好。

（二）礼貌用语

礼貌用语是礼仪的表现形式，能传达爱心与礼节，使说话人更被人敬重。"您好、请、谢谢、对不起、再见"在国际交往中要经常使用：

1．"请"在护理工作中，请病人配合或者任何需要麻烦他人的事情，都应该说"请"。

2．"谢谢"只要别人为你做了什么，都应说声"谢谢"，包括家人或朋友。

3．"对不起"凡是不小心妨碍或干扰了别人，都要说"对不起"。

4．"再见""再见"不仅是同事、朋友、家人之间相互告辞时的礼貌用语，也是陌生人之间接触后相互告辞时的礼貌用语。

（三）尊重隐私

在国际交往中，尊重隐私也是重要的礼仪规范。

尊重隐私，对患者住院的一切资料，未经本人同意，一律实行保密原则。不能私自将患者住院的情况泄露给不相关的人员，如有泄露，不但是没有道德的行为，更是触犯了国家法律的行为。

尊重隐私，不能侵犯属于个人的空间与领域。在进入患者房间之前，要先敲门，经其同意后才能进去，避免未经允许闯入其病房，抢救时除外。不能私自翻看患者与治疗护理无关的私人用品。

尊重隐私，在交谈中应回避涉及个人隐私的任何话题。

尊重隐私，在护理操作过程中，避免暴露除操作需要以外的身体部分，侵犯患者隐私。

（四）女士第一

"Ladies first"即女士第一或女士优先，这是国际礼仪中很重要的原则。女士优先的核心是要求男士在任何场合、任何情况下，都要在行动上从各个方面尊重、照顾、帮助、保护妇女。在社交场合遵从女士第一的原则，可以显示男子气质与绅士风度。

男女同行时，男子应走靠外的一侧。不能并行时，男士应让女士先行一步。在开门、下车、上楼或进入无人领路的场所、遇到障碍和危险时，男士应走在女士前面。在门口、楼梯口、电梯口及通道走廊遇到女士，男士应侧身站立一旁，让其先行。在需要开门的场合，男士应为女士开门。

（五）不卑不亢

国际交往中人与人、国与国之间应是平等的关系。中国人与外国人交往时不卑不亢，这也是国际礼仪的重要原则。国际礼仪中的不卑不亢原则，最重要的是保持人格平等，因为"卑"和"亢"都是置对方或置自身于不平等位置上的交往态度。"卑"有损自身人格甚至国格；"亢"则显得虚张声势，也有伤对方的自尊。要做到"不卑不亢"，应注意：

1. 不能对对方有金钱与物质利益上的希望和企图

"心底无私天地宽"，双方的人格就平等互利了。我方无所企求而心地坦然，对对方无需戒备则轻松自如，这样的交往自然分不出尊卑。如果一味希望对方担保子女出国或获得其他物质上的好处等，就很难坚持此项原则。不能因为是外籍患者就过分迁就患者，一切以促进患者康复为目的，严格按照护理的流程进行。

2. 要有为国家和民族争气的精神

这种精神在涉外交往中尤其重要。

3. 实事求是

不过谦，不说过头话。

（六）入乡随俗

入乡随俗，是国际交往中的一条很重要的礼仪原则。出国或在国内接触外宾，都要尊重对方的风俗习惯与礼节。在医院里表现为，对待不同国籍的患者在采取护理措施时应注意患者国家的文化习俗、思维方式和理解角度与我国的不同，避免引起不必要的纠纷和误会。

（七）热情有度

务必要做到热情有度，即对待对方既要表现得热情友好，又要具体把握好对待对方热情友好的具体分寸。切勿使自己对待对方的热情友好超出了对方所能接受的界限，进而令对方感到不快，甚至为对方平添了麻烦。

涉外交往中所须把握好的热情有度之中的"度"，具体体现在下列三个不同的侧面。

1. 关心有度

与中国人彼此之间所倡导的"关心他人比关心自己为重"有别，外国人大都崇尚个性独立，以我为尊，绝对自由。因此，外国人一般都不希望外人对其过于关心，否则便会视之为碍手碍脚，多管闲事。

外国人所注重的关心有度之中的"度"，实际上就是其个人自由。一旦对对方的关心有碍其个人自由，即被视为"过度"之举。

2.评判有度

外国人大都讲究独善其身，反对外人干涉自己的私生活。加之各国习俗不同，对同一事物的判断便大相径庭，所以在涉外活动中没有必要对外国人的所作所为加以判断，并当面指出其对错。只要对方的所作所为不危及人身安全，不触犯法律，不违反医院规章制度，不悖伦理道德，不有辱我方的国格人格，一般均可听其自便。

3.批评有度

简单地讲，就是不提倡对外国人"犯颜直谏"，亦即对其日常行为"不得纠正"。

## 二、涉外礼仪的基本规范

### （一）见面礼

1.合十礼

东南亚的佛教国家和各国佛教徒见面时普遍采用的礼仪。

施礼时，双手在胸前对合，五指并拢，指尖同鼻尖等高，头略低。遇到不同身份的人，行此礼的姿势也有所不同。例如，晚辈遇见长辈行礼时，要双手高举至前额，两掌相合后需举至脸部，两拇指靠近鼻尖。男行礼人的头要微低，女行礼人除了头微低外，还需要右脚向前跨一步，身体略躬。长辈还礼时，只需双手合十放在胸前即可。拜见国王或王室重要成员时，男女还均须跪下。国王等王室重要成员还礼时，只点头即可。无论地位多高的人，遇见僧人时都要向僧人行礼，而僧人则不必还礼。但要注意，不可在合十礼时点头，这样会显得不伦不类。

2.拥抱礼

拥抱礼是流行于欧美的一种见面礼节。其他地区的一些国家，特别是现代的上层社会中，亦行有此礼。拥抱礼多行于官方或民间的迎送宾朋或祝贺致谢等场合。当代，许多国家的涉外迎送仪式中，多行此礼。拥抱礼行礼时，通常是两人相对而立，各自左臂偏上，右臂偏下，右手环抚于对方的左后肩，左手环抚于对方的右后腰，彼此将胸部各向左倾而紧紧相抱，并头部相贴，然后再向右倾而相抱，接着再做一次左倾相抱。欧洲人非常注重礼仪，他们不习惯与陌生人或初次交往的人行拥抱礼、亲吻礼、贴面礼等，所以初次与他们见面，还是以握手礼为宜。

3.亲吻礼

亲吻，是源于古代的一种常见礼节。人们常用此礼来表达爱情、友情、尊敬或爱护。

### 4.鞠躬礼

鞠躬,意思是弯身行礼,是表示对他人敬重的一种郑重礼节。"鞠躬"起源于中国,商代有一种祭天仪式"鞠祭":祭品牛、羊等不切成块,而将整体弯卷成圆的鞠形,再摆到祭处奉祭,以此来表达祭祀者的恭敬与虔诚。这种习俗在一些地方一直保持到现在,人们在现实生活中,逐步沿用这种形式来表达自己对地位崇高者或长辈的崇敬。

### (二)称谓礼

称呼他人为一门极为重要的事情,在涉外人际交往中,选择正确、适当的称呼,就能反映自身修养以及对对方尊敬的程度。若称呼不当则很容易让他人立即产生反感,甚至妒恨在心久久无法释怀。而患者来到病房,往往受到疾病的折磨,心情低落,如果称呼不当易增加患者的不良情绪,所以,护士在护理工作中与就诊的外宾交谈或是沟通时使用恰当的称呼显得尤为重要。

### 1.外国人的姓名

外国人的姓名是一个人区别于其他人的一个标志性符号。由于各个国家的历史渊源和文化习俗的不同,导致了各国人姓名的排列顺序和使用文字的差异。

(1)姓前名后 这种习惯多分布在亚洲国家,如越南、日本、韩国、匈牙利等都像我们中国一样是"姓前名后"。

这些国家中又以日本最为复杂。姓在前,名在后,延续父姓,但变化多。日本的姓氏特别多,姓,有一字者,如林、森、北、池等等;二字者,如德川、服部、松平等等;三字者,如宇都宫、小田山等等;四字五字的,如长曾我部、勘解由小路等。日本的姓,两个字的占百分之八十以上,一字与三字的数量相仿,四字的据统计只有二百七十多。名,也是两字的居多,综合上面的姓,也就是说日本人的姓名是以四字为多的。

朝鲜人、越南人和韩国人姓名的排列方式就和我国汉族比较相似,大多数由三个字组成。特点是,他们名字中间的那个字多是垫字,男性常用"文",女性常用"氏";为了表示亲切,在称呼他们的时候,可以只称名而不称呼姓,并再加上兄、弟、姐、妹等称呼,最好不要以"你"相称。

匈牙利人的姓名以两字居多,且简称的时候,称姓不称名。

(2)名前姓后 大多数欧美国家以及澳大利亚、新西兰等英语国家的人,还有阿拉伯和泰国人。

### 2.外国人的称呼

对未婚女子,无论年龄大小均应称呼小姐;对已婚女子称为太太,对不了解其婚姻状况的女子称女士;对地位较高的、年龄较长的已婚女子则称为夫人,且千万不要以名代姓。

对于重要人物，有学衔、军衔或者技术职称者，最好加上他的头衔，以示尊重。或者也可以工作性质来称呼，如某某医生等。

对于小孩子可以昵称为"kids"。对于宗教人士，则可称呼如"某某神父"等。

3. 交谈礼仪

交谈的基本原则：委婉含蓄，表达巧妙；善于倾听，给别人说话的机会；坦率诚恳，避开矛盾的锋芒；控制语调、语音。

涉外交往中，表情要自然，语言和气亲切，表达得体。谈话时可适当做些手势，但动作不要过大，更不要手舞足蹈，用手指点人。谈话时的距离要适中，太远太近均不适合。参加别人谈话要先打招呼，别人在个别谈话时，不要凑前旁听；有事需与某人谈话，可待别人谈完；有人主动与自己说话，应乐于交谈；发现有人欲与自己谈话，可主动询问；第三者参与谈话，应以握手、点头或微笑表示欢迎；若谈话中有急事需离开，应向对方打招呼，表示歉意。谈话时不要唾沫四溅。在交际场合，自己讲话要给别人发表意见的机会，另一方面，在别人讲话时，也应适时发表个人的看法。对于对方谈到的不便谈论的问题，不应轻易表态，可转移话题。要善于聆听对方的讲话，不要轻易打断，不提与谈话内容无关的问题。在相互交谈时，应目光注视对方，以示专心。别人讲话不要左顾右盼、心不在焉或注视别处、老看手表等做出不耐烦的样子，或做伸懒腰、玩东西等漫不经心的动作。

涉外交往在谈话时，不要提起一些荒诞离奇、耸人听闻、淫秽的话题。一般不询问妇女的年龄、婚否，不应径直询问对方的履历、工资收入、家庭财产等私人生活方面的问题。但在询问病史等有必要涉及时，应先跟患者做好解释工作，得到患者的同意再进行。对方不愿回答的问题不应究根寻底，对方反感的问题应表示歉意或立即转移话题。在谈话中一定不要批评长辈、身份高的人，不要议论当事国的内政，不要随便议论宗教问题。

谈话中要使用礼貌语言，如：你好、请、谢谢、对不起、打搅了、再见等等。在我国人们相见习惯说"你吃饭了吗？""你到哪里去？"等，有些国家不用这些话，甚至习惯上认为这样说不礼貌。在西方，一般见面时先说"早安"、"晚安"、"你好"、"身体好吗？""最近感觉如何？""身体好些了吗？""好久不见了，你好吗？"对新结识的人常问："你这是第一次来我国吗？"等。

☞ 【案例分析】

1. 小李到朋友王兵家做客，约定六点钟开席，小李六点十分穿着有污渍的工作服到达，小李看到已开席，找到一个空位坐下，即开始进餐。请指出小李在礼仪方面有哪些做得不对的地方。

2. 值班护士正在写交班，一位患者走过来："护士，我明天还要做些什么治疗呀？"，护士抬头看了一眼患者，然后低下头继续写交班："哦，3 床呀，你明天要做 B 超。"患者："那我要做什么？"护士打断说："我现在很忙，有什么事等会再说吧！"。

请问：这位护士有哪些做得不对的地方？

3. 一位患者被诊断为乳腺恶性肿瘤，心情非常低落，时常落泪难过，你是她的主管护士，要跟这位患者进行一次谈话。

问题：

(1) 谈话前你要进行哪些准备？

(2) 谈话时要注意哪些地方？

4. 小张去一家医院面试，因为火车晚点，迟到了 1 个小时，下面是她的面试过程的部分环节，请分析其得当与不得体之处。

小张气喘吁吁地推开门，对面试官们说"sorry，火车晚点了，耽误大家的时间了，十分抱歉。"

"看你的简历，获得了很多证书，证书有带来吗？"

"不好意思，来的路上时间仓促，原件没带来，你可以看简历后的复印件，一样的。"

"我有个问题，你们医院全名是×××医院吗？以前好像不叫这个名字的。"

"谢谢你的留意，我们医院是去年改制后更名的。请简单谈一下对我们医院的认识。"

"贵单位成立于 1955 年……去年更名为现在的名字，据我同学说，贵单位福利待遇很好，是我们同学梦寐以求的单位，因此我毫不犹豫的把简历投到了你们医院。"

……

"感谢面试官们给我这个机会参加面试，最后我想有个小小的请求，我男朋友昨天也应聘了你们单位的技术岗位，如果有幸都录取，是否有可能把我们分到一个部门？"

"我们可以适当考虑的。"

"哈哈，谢谢啦。"

问题：小张有哪些做得不恰当的地方？

## 思考与练习

1. 简述礼仪的涵义。

2. 护士礼仪的特点有哪些?

3. 写一份自己的个人简历和自荐信。

4. 某医院招聘护士,通知你一周后参加面试,你要做哪些准备? 要求自我介绍时间控制在 1 分钟左右。

（张曼）

# 参考文献

1. 高燕.护理礼仪与人际沟通[M].第2版.北京：高等教育出版社，2008

2. 史瑞芬.护理人际学[M]（第三版）.北京：人民卫生出版社，2008

3. 陈健尔.护理人文学[M].杭州：浙江大学出版社，2008

4. 钟海，覃琥云，汪洪杰.人际沟通[M]（第二版）.北京：科学出版社，2008

5. 孟庆义.护患沟通[M].北京：人民卫生出版社，2009

6. 冷晓红.人际沟通[M].北京：人民卫生出版社，2006

7. 刘经蕾.实用护理人际关系与沟通[M]，太原：山西科学技术出版社，2006

8. 李继平.护理人际关系与沟通教程[M]，北京：北京科学技术出版社，2004

9. 马如娅.人际沟通[M].北京：人民卫生出版社，2006

10. 吴玉.管理行为的调查与度量[M].北京：中国经济出版社，1987

11. 陈刚.护理与人际沟通[M].合肥：安徽科学技术出版社，2009

12. 李继平.护理人际关系与沟通教程[M].北京：北京科学技术出版社，2003

13. 刘晓红.护理心理学[M].上海：第二军医大学出版社，1998

14. 李心天.医学心理学[M].北京：人民卫生出版社，1994

15. 梁银辉.护士礼仪[M].北京：高等教育出版社，2004

16. 李小龙.护士人文素养[M].北京：科学出版社，2007

17. 肖京华.医护礼仪与形体训练[M].北京：科学出版社，2008

18. 蒋光宇.礼仪是一种才干[M].特别关注，2007

19. 欣悦.巧用肢体语言[M].北京：中国纺织出版社，2008

20. 李铮.人际沟通[M].北京：人民卫生出版社，2004

21. 贾启艾.人际沟通[M].南京：东南大学出版社，2005

22. 李小阳.人际沟通[M].长沙：湖南科学技术出版社，2003

23. 陈翰武.语言沟通的艺术[M].武汉：武汉大学出版社，2006

24. 刘伟.肢体语言——比说话更有效的沟通技巧[M].北京：中国时代经济出版社，2007

25. 郑悦素.口才全书[M].哈尔滨：哈尔滨出版社，2004

26. 孙慕义.医学伦理学[M].北京：高等教育出版社，2008

27. 于世维. 有效沟通[M]. 北京：北京大学出版社，2009

28. Peplau，H. *Interpersonal relations in nursing*：*A conceptual frame of reference for psychodynamic nursing.* New York：Springer. 1991

29. Smith，P. *The emotional labour of nursing*：*Its impact on interpersonal relations, management and the educational environment in nursing.* London：Macmillan. 1992

30. 彭华生，杜全新. 住院老年精神患者危险因素分析[J]. 中国民康医学杂志，2003，15(2)：76

31. 杨秀桃，李临平. 开展社区服务的体会[J]. 中华护理杂志，2000，35(2)：125.

32. 许剑峰，王文习，孙志坚. 医患沟通的心理学技巧[J]. 白求恩军医学院学报，2006，4(2)：119～120

33. 左秀兰. 护理人员的自身修养在心理护理中的作用[J]. 当代护士，2004，(12)：29

34. 王爱萍，穆乃慧. 影响护患沟通要素的分析[J]. 齐鲁护理杂志，2003，21(4)：54

35. 张少丽. 急诊科护患沟通艺术[J]. 护理研究，2004，18(7C)：1297～1298

36. 张亚卓，冯洋，王丹，等. 急诊病人就诊时负面情绪分析及对策[J]. 护理研究，2006，20(4A)

37. 严丽莲. 老年病人临终心理关怀的护理[J]. 国际医药卫生导报，2004，20(10)：110.

38. 唐丽丽等. 医患沟通对癌症患者心理影响的初步调查[J]. 中国肿瘤，2006，15(11)：742～743

39. 吴荣岩，李秋儒，崔丽花，等. 老年患者的护理沟通技巧[J]. 吉林医学，2006，27(8)：956

40. 杨四君. 浅谈与老年患者的沟通技巧[J]. 现代医药卫生，2006，22(6)：906.

41. 钟慧红. 手术患者应激反应对免疫功能的影响及护理干预措施[J]. 中国实用医药，2008，23(3)：146～148

42. 曹丽艳，刘举玉. 非语言交流在外宾门诊急诊中的应用[J]. 中华护理杂志，1998，33：422

43. 黄津芳，张爽. 从1995年急诊护士年会看美国急诊护理工作现状[J]. 国外医学·护理学分册，1995，15(2)：63

44. 孙仕友. 住院精神疾病患者合并躯体疾病调查[J]. 临床精神医学杂志，2007，17(1)

45. 揭海燕. 浅谈护患沟通的必备条件[J]. 健康心理学杂志(护理学专刊) 2000，8(9)：110

46. 邹建军等. 影响癌症患者情绪及生活质量的因素研究[J]. 中国肿瘤，2006，15(11)：719～722

47. 张秋霞. 临终关怀中的心理问题[J]. 中国老年学杂志，2005，25(1)：104